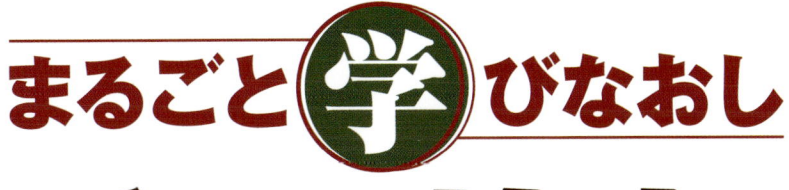

みんなの呼吸器
Respica

まるごと 学 びなおし

呼吸の検査と評価

これ1冊！

| 編著 | 佐藤 晋 | 京都大学大学院医学研究科 呼吸管理睡眠制御学 特定准教授 |
| | 今戸 美奈子 | 高槻赤十字病院 看護部 慢性疾患看護専門看護師 |

JN196716

MC メディカ出版

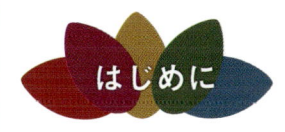

はじめに

　日々ベッドサイドで患者の評価を行うとき、みなさんはどのくらい正確かつ適切に呼吸に関する評価を実施し、その結果を言葉にして他者と共有できているでしょうか？ また、さまざまな呼吸に関する検査結果について、どのように呼吸ケアに活用しているでしょうか？ 呼吸ケアを行ううえで、呼吸の評価と検査の知識・スキルは欠かせないものですが、あらためて問われると、「あまり自信がない……」と感じる方が少なくないかもしれません。

　本書は、呼吸に関連した評価や検査について、まるごと学ぶことができる内容となっています。日常的に行われるベッドサイドでの評価・検査から呼吸機能検査、画像検査、近年注目されている肺エコーなど、最新の技術に至るまで、全 22 項目をまとめています。各項目は、それぞれの分野で豊富な経験を持ち、第一線で活躍されている先生方に執筆をお願いしました。評価・検査の基本から、上級者の視点、実践的なエピソード、さらには最新の知見まで詳しく解説いただいています。

　いずれの項目も、みなさんの呼吸ケアの実践に即役立つ一冊となることを確信しています。明日からの臨床で、より確かな知識と自信を持って実践していくことができるよう、本書が皆さんの一助となれば幸いです。

佐藤 晋／今戸美奈子

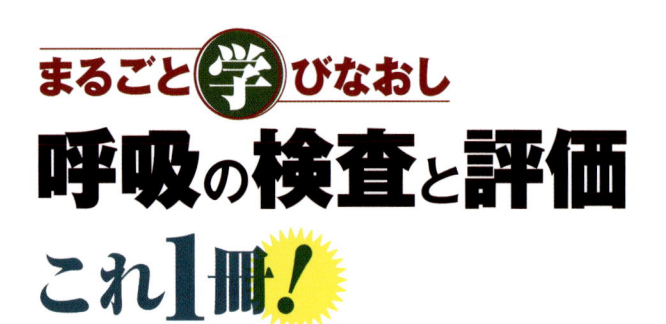

みんなの呼吸器
Respica
2024年冬季増刊

「みんなの呼吸器Respica」は
株式会社メディカ出版の登録商標です。

まるごと(学)びなおし
呼吸の検査と評価 これ1冊!

編著 ｜ 佐藤 晋
｜ 今戸 美奈子

Contents

デザイン／安楽麻衣子　イラスト／メディカ　川本満

WEB動画視聴方法と資料ダウンロード方法

本書の動画マークのついている項目は、WEBページにて動画を視聴できます。本書の資料は、WEBページからダウンロードすることができます。以下の手順でアクセスしてください。

■メディカID（旧メディカパスポート）未登録の場合

メディカ出版コンテンツサービスサイト「ログイン」ページにアクセスし、「初めての方」から会員登録（無料）を行った後、下記の手順にお進みください。

https://database.medica.co.jp/login/

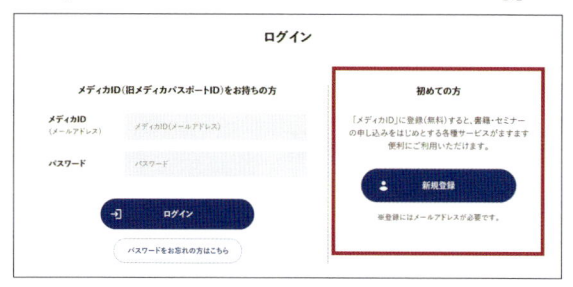 

■メディカID（旧メディカパスポート）ご登録済の場合

①メディカ出版コンテンツサービスサイト「マイページ」にアクセスし、メディカIDでログイン後、下記のロック解除キーを入力し「送信」ボタンを押してください。

https://database.medica.co.jp/mypage/

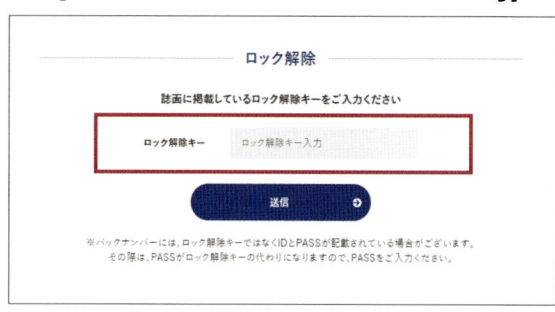 

②送信すると、「ロックが解除されました」と表示が出ます。「動画」ボタンまたは「ファイル」ボタンを押して、一覧表示へ移動してください。

③動画の場合は、視聴したい動画のサムネイルを押して動画を再生してください。
資料の場合は、ダウンロードしたい資料のサムネイルを押すと「ダウンロード」ボタンが表示され、資料のダウンロードが可能になります。

ロック解除キー　　PETCOhamuta6

* WEBページのロック解除キーは本書発行日（最新のもの）より3年間有効です。有効期間終了後、本サービスは読者に通知なく休止もしくは終了する場合があります。
* ロック解除キーおよびメディカID・パスワードの、第三者への譲渡、売買、承継、貸与、開示、漏洩にはご注意ください。
* ロック解除キーの第三者への再配布、商用利用はできません。データは研修ツール（講義資料・配布資料など）としてご利用いただけます。
* 図書館での貸し出しの場合、閲覧に要するメディカID登録は、利用者個人が行ってください（貸し出し者による取得・配布は不可）。
* 雑誌や書籍、その他の媒体および学術論文に転載をご希望の場合は、当社まで別途お問い合わせください。
* データの一部またはすべてのWebサイトへの掲載を禁止します。
* ダウンロードした資料をもとに作成・アレンジされた個々の制作物の正確性・内容につきましては、当社は一切責任を負いません。
* WEB動画はPC（Windows / Macintosh）、スマートフォン・タブレット端末（iOS / Android）で閲覧いただけます。推奨環境の詳細につきましては、メディカ出版コンテンツサービスサイト「よくあるご質問」ページをご参照ください。

編著／執筆者一覧

編著：京都大学大学院医学研究科 呼吸管理睡眠制御学 特定准教授　**佐藤 晋**

高槻赤十字病院 看護部 慢性疾患看護専門看護師　**今戸美奈子**

Introduction：検査値＆略語まとめシート

・佐藤 晋　　・今戸美奈子

Part. 1：ベッドサイドの検査＆評価

❶ 大阪大学医学部附属病院 看護部 呼吸器疾患看護認定看護師／特定看護師　**中西美貴**

❷ 杏林大学大学院医学研究科 呼吸器内科学・臨床教授　**皿谷 健**

❸ 公益財団法人 田附興風会 医学研究所北野病院 呼吸器内科 副部長　**北島尚昌**

❹ 神戸市立医療センター中央市民病院 臨床工学技術部 呼吸治療専門臨床工学技士　**石橋一馬**

❺ 独立行政法人国立病院機構南京都病院 呼吸器センター　**茆原雄一**

❻-1 川崎医科大学呼吸器内科学 主任教授　**小賀 徹**

❻-2 東京国際大学 医療健康学部 理学療法学科 准教授　**金﨑雅史**

❼ 東北大学病院 高度救命救急センター 看護師長 急性・重症患者看護専門看護師　**松井憲子**

❽ 神戸市立医療センター西市民病院、神戸大学大学院保健学研究科 作業療法士、博士（保健学）　**山口卓巳**

❾ 名古屋大学医学部附属病院 ゲノム医療センター　**原武麻里**

Part. 2：生理機能検査

❿ 北海道大学病院 検査・輸血部 生理機能検査室　主任臨床検査技師　**山本雅史**

⓫-1 大阪公立大学大学院医学研究科 呼吸器内科学　**平位佳歩**

同 准教授　**浅井一久**

⓫-2 近畿大学医学部 呼吸器・アレルギー内科学教室 主任教授　**松本久子**

⓬ 兵庫医科大学 リハビリテーション学部 学部長・教授　**玉木 彰**

近畿大学病院 リハビリテーション部 理学療法士　**野口雅矢**

⓭ 福島県立医科大学 保健科学部理学療法学科 学科長 教授　**髙橋仁美**

Part. 3：画像検査

⓮ 沖縄県立中部病院 呼吸器内科 部長　**喜舎場朝雄**

⓯ 奈良県立医科大学 呼吸器内科学講座 助教　**谷村和哉**

⓰ 地方独立行政法人 奈良県立病院機構 奈良県西和医療センター 副院長／

総合内科・感染症内科・腫瘍内科 部長　**中村孝人**

⓱ 練馬光が丘病院 集中治療部門／呼吸器内科 部長　**片岡 惇**

Part. 4：そのほかの押さえるべき検査

⓲ 松本協立病院 呼吸器内科 呼吸器内科診療部長　**江田清一郎**

同 医師　**村山恒峻、金山理紗**

⓳ 福山内科 副院長　**福山 一**

⓴ Taste＆See 代表 慢性疾患看護専門看護師／摂食・嚥下障害看護認定看護師　**西 依見子**

㉑ 高槻赤十字病院 呼吸器内科部長　**北 英夫**

㉒ 京都大学大学院 医学系研究科呼吸不全先進医療講座 特定助教　**濱田 哲**

呼吸の検査と検査値（基準値）一覧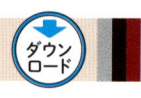

■バイタルサイン

- **呼吸数**；正常　12〜20 回 /min
  - 頻呼吸　25 回 / min 以上
  - 徐呼吸　9〜12 回 / min
- **脈拍数**；正常　50〜100 回 / min
- **血圧**；正常　100〜140/60〜90mmHg
- **SpO$_2$**；正常　96〜98%
  - （96〜99% など諸説ある）
  - 酸素投与の基準
  - 慢性期88%（90%未満など諸説ある）
  - 急性期94%
- **体温**；正常　36.0〜37.0℃（腋窩温）

■血液ガス

- **pH**；7.35〜7.45
- **PaO$_2$**；80〜100 Torr
- **PaCO$_2$**；35〜45 Torr
- **HCO$_3^-$**；24.0〜26.0 mEq/L
- **アニオンギャップ**；12〜2mEq/L
- **P$_{ET}$CO$_2$**；40±5 Torr（PaCO$_2$ と同等だが 2〜5 Torr 高くなるとされる）

PaO$_2$、PaCO$_2$ は年齢や体格に影響されるため、正常予測式がある[1)]

PaO$_2$

男性：0.084× 身長 ＋0.014× 年齢 ＋70.489

女性：−0.139× 身長 −0.152× 年齢 ＋114.690

PaCO$_2$

男性：0.012× 身長 −0.032× 年齢 ＋41.344

女性：0.029× 身長 ＋0.014× 年齢 ＋35.382

■呼吸機能（FeNO、呼吸筋力を含む）

- **肺活量（VC）**；正常予測値の 80% 以上
- **1 秒率（FEV$_1$/FVC）**；70% 以上

肺活量（VC）・努力肺活量（FVC）・1 秒量（FEV$_1$）はそれぞれ正常予測式がある[1)]

VC（L）

男性：0.045× 身長 −0.023× 年齢 −2.258

女性：0.032× 身長 −0.018× 年齢 −1.178

FVC（L）

男性：0.042× 身長 −0.024× 年齢 −1.785

女性：0.031× 身長 −0.019× 年齢 −1.015

FEV$_1$（L）

男性：0.036× 身長 −0.028× 年齢 −1.178

女性：0.022× 身長 −0.022× 年齢 −0.005

- **FeNO**；正常上限 37ppb
- **最大吸気口腔内圧（MIP）**；
  - 予測値の 80% 以上（諸説ある）
- **最大呼気口腔内圧（MEP）**；
  - 予測値の 80% 以上（諸説ある）

MIP、MEP はそれぞれ正常予測式がある[2)]

MIP（cmH$_2$O）

男性：45−0.74× 年齢 ＋0.27× 身長 ＋0.6× 体重

女性：1.5−0.41× 年齢 ＋0.48× 身長 ＋0.12× 体重

MEP（cmH$_2$O）

男性：25.1−0.37× 年齢 ＋0.2× 身長 ＋1.2× 体重

女性：19.1−0.18× 年齢 ＋0.43× 身長 ＋0.56× 体重

＊身長はすべて cm、体重はすべて kg とする。

＊Torr＝mmHg

正常予測式って？

　呼吸機能検査など、患者の体格が大きく影響する数値は、年齢、性別、身長、体重などの数値を用いて計算する「正常予測式」というものが定められています。

　その式を用いて計算した数値を「予測値」や「正常値」「基準値」など様々な呼び方で呼ばれていますが、基本的には同じ意味で使っています。

　例えば身長160cm、体重50kg、50歳男性だと $0.045 \times 160 - 0.023 \times 50 - 2.258$ より3.792L が肺活量（VC）の予測値になります。

　通常、学会などが健常人を多数集めて計測した結果から作成されていますが、時代時代にあわせて変更されています。ここに記載した正常予測式は 2001 年に日本呼吸器学会で策定されたものを示していますが[1]、実は複雑な計算法（LMS 法と言います）を用いた新しい予測式（2014 年公開）もあり、学術研究では最新版を用いるのが望ましいですが、行政に関する申請などは現在も 2001 年版を利用していますので、多くの検査機器はこちらを利用していることが大半です。

参考文献

1）日本呼吸器学会 肺生理専門委員会. 日本人のスパイログラムと動脈血液ガス分圧基準値. 日呼吸会誌 2001; 39: S1-S17.
2）鈴木正史, 寺本信嗣, 須藤英一, 他：最大呼気・吸気筋の加齢変化. 日胸部疾患会誌 1997;35: 1305-1311.

（佐藤 晋）

呼吸にまつわるスケール（略語）一覧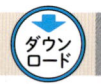

略語	正式名称	ひとこと解説
BPS	Behavioral Pain Scale	重症患者の痛みを客観的に評価する尺度。表情、上肢の動き、呼吸器との同調性の3項目で評価します。
Borg CR-10	Borg's Category Ratio-10 scale	主観的な運動強度を評価する尺度。運動中の息切れや疲労感を0～10の12段階（0.5を含むため）で表します。安全に運動を行う際に目安となる指標の一つです。
BI	Barthel Index	「できる」ADLの尺度で、10の基本的な日常生活動作能力の得点から合計点（0～100）を算出します。全て自立していると100点です。
BI-D	Barthel Index Dyspnea	BIを慢性呼吸器疾患患者用に開発した尺度。10の基本的な生活動作の息切れ、動作速度を点数化し、合計点（0～100）を算出します。点数が高いほど動作時の息切れが強いことを示します。
CAM-ICU	Confusion assessment method for the Intensive Care Unit	ICUでのせん妄評価法として国際的に認められた方法。RASS-3以上の場合に「今現在せん妄かどうか」を評価します。
CTCAE	Common Terminology Criteria for Adverse Events	がん治療における有害事象の評価や報告に用いる世界共通の用語や基準のこと。各有害事象の重症度は5段階で評価します。
CAT	COPD assessment test	COPD患者の症状による生活への影響や障害を評価する尺度で、8項目の得点を合計し（0～40点）、点数が高いほど障害が大きいことを示します。疾患管理上、経時的な評価が重要とされます。
EAT-10	Eating Assessment Tool	摂食嚥下障害のスクリーニングの指標。10項目の質問の得点を合計し（0～40点）、3点以上で嚥下障害の疑いありと判断されます。
FIM	Functional Independence Measure	「している」ADLを評価する尺度。13の運動項目と5の認知項目を点数化し、合計点（18～126）を算出します。点数が低いほどADLの介助量が多いことを示します。
GCS	Glasgow Coma Scale	国際的に利用される意識障害の評価法。開眼（E）、言語（V）、運動機能（M）で評価します。点数が小さいほど重度の障害を示します。
ICDSC	Intensive Care Delirium Screening Checklist	ICUでのせん妄評価法として国際的に認められたもの。過去24時間以内の患者の行動（8項目各1点）を客観的に観察して評価します。合計が4点以上でせん妄と判定されます。
JCS	Japan Coma Scale	日本で使用される意識障害の評価法。覚醒度により3段階、さらに各々3段階に分類した9段階で評価し、数字が大きいほど重度の障害を示します。
MRC	Medical Research Council Muscle Scale	左右の上肢・下肢の12部位の筋力を評価し、合計点（0～60）を算出します。実施には患者の覚醒や協力が必要です。

略語	正式名称	ひとこと解説
mMRC	modified Medical Research Council dyspnea scale	呼吸困難が出現する動作を尋ね、間接的に呼吸困難の程度を評価する尺度です。グレード0〜4の5段階で表します。mMRC グレード1以上で呼吸リハビリテーションの保険適用になります。
MDP	Multidimensional Dyspnea Profile	呼吸困難の質的評価に用いられる尺度で、感覚的側面5項目と情動的側面6項目の計11項目から構成されます。
MWST	Modified Water Swallowing Test	改定水飲みテスト。摂食嚥下障害のスクリーニング方法の一つ。冷水3mLを口腔底に注ぎ嚥下を指示し、その様子を5段階で評価します。
NCS	NEECHAM Confusion Scale	看護師によるせん妄の評価法。認知情報処理、行動、生理学的コントロール（呼吸を含む）を日常ケアの中で観察して評価します。日本語版は混乱・錯乱状態スケールと訳されています[1]。
NRS	Numerical Rating Scale	呼吸困難または痛みの程度・強度を0〜10で量的に評価します。同一患者内の経時的な変化を測定するのに適しています。
NRADL	Nagasaki University Respiratory ADL Questionnaire	呼吸器疾患に特異的なADL評価尺度で、10項目の動作毎の動作速度、息切れ、酸素流量の状態と連続歩行距離を合計して評価します。
P-ADL	Pulmonary ADL	呼吸器疾患に特異的なADL評価表で、9つの動作を達成方法、距離、頻度、速度、息切れ、酸素量の6指標を用いて評価します。
qSOFA	quick Sequential Organ Failure Assessment	救急外来や一般病棟で感染症に伴う敗血症を疑う指標。呼吸数、意識状態、収縮期血圧の値に基づき評価します。
RASS	Richmond Agitation-Sedation Scale	鎮静薬を用いる患者の鎮静度の評価法で、意識清明を0、不穏・興奮を+1〜+4、鎮静度を−1〜−5の10段階で評価します。集中治療領域だけでなく、緩和ケア用のRASSも開発[2]されています。
RDOS	Respiratory Distress Observation Scale	呼吸困難を客観的に評価する方法で、観察可能な8項目の得点を合計（0〜16点）し、3点以上で呼吸困難ありとされます。自己申告できない重症患者等の評価に使用できます。
RSST	Repetitive Saliva	反復唾液嚥下テスト。摂食嚥下障害のスクリーニング方法の一つ。喉頭隆起と舌骨を触知した状態で30秒間に何回嚥下ができるかを測定し、3回未満で嚥下障害のリスクありと判定されます。
SOFA	Sequential Organ Failure Assessment Score	臓器障害の程度から重症度を評価する方法。呼吸、凝固、肝、循環、中枢神経、腎の6項目を評価し合計点（0〜24点）を算出します。主にICUで敗血症の判断や早期対応、予後予測等に用います。
SOBDA	Shortness of Breath with Daily Activities	日常生活動作時の呼吸困難とその変化を評価する尺度で、患者が就寝前にその日の活動を振り返り電子日記に記入する形式です。
VAS	Visual Analog Scale	呼吸困難または痛みの程度・強度を100mmの直線上にマークして評価し、線上のマークまでの距離を測って数値を示します。

引用文献

1）松田好美ほか. 日本語版NEECHAM混乱／錯乱状態スケールの有用性. 岐阜大医紀. 55, 2005, 32-42.

2）今井賢吾ほか. 緩和ケア用Richmond Agitation-Sedation Scale（RASS）日本語版の作成と言語的妥当性の検討. Palliat Care Res. 11（4）, 2016, 331-36.

（今戸美奈子）

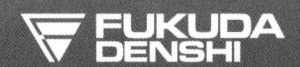

呼吸装置治療支援プログラム

AirView™ for Ventilation

Care through connectivity

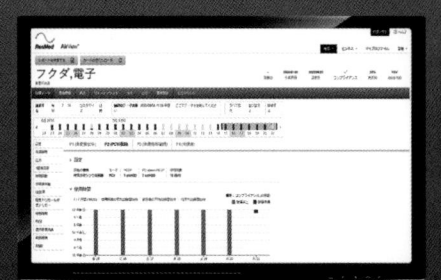
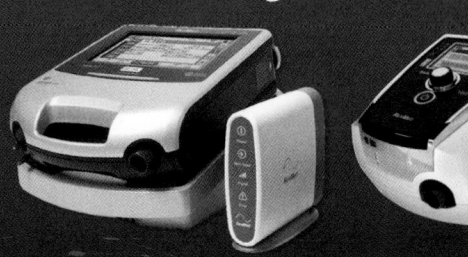

遠隔患者治療管理システムのレスメドAirView™（以下AirView™）は、
自宅等の離れた場所から、人工呼吸器クリーンエアASTRALやクリーンエアVELIAの
機器データをAirView™上で医療機関が確認できる新しい医療サービスです。
人工呼吸器クリーンエアASTRAL、クリーンエアVELIAの機器データを
より詳細に確認できるようになりました。

使用時間・使用日数

リーク、圧力、1回換気量、
呼吸回数、分時換気量、I:E比、
自発吸気・呼気割合　など

AirView™ 上で閲覧可能なデータ※

装置の複数プログラムの
基本設定、回路設定

シリアルナンバー、
装置ログ　など

※使用する機種により、一部異なる場合がございます。

遠隔データ管理システムは、必要に応じて機器から送信された情報の確認を行っていただくサービスです。本システムは、療養者の持続的モニタリングによる緊急対応は意図していません。また、本システムは外来の代わりや、電子カルテ等の記録の保管に代わるものでもございません。

医療機器承認番号：23000BZI00020000	医療機器承認番号：22400BZX00017000	医療機器承認番号：22600BZI00018000
販売名：レスメド AirView	販売名：クリーンエア VELIA	販売名：クリーンエア ASTRAL
選任製造販売業者：レスメド株式会社	製造販売業者：レスメド株式会社	選任製造販売業者：レスメド株式会社
販売業者：フクダ電子株式会社	販売業者：フクダ電子株式会社	販売業者：フクダ電子株式会社

デモ／説明会（オンライン可）受付中

AirView™ for Ventilatin お問い合わせフォーム

https://pages.fukuda.co.jp/AirView-for-ventilation.html

在宅医療の未来を考える **フクダライフテック株式会社**　本 社　〒113-8483 東京都文京区本郷3-39-4 TEL.(03)3815-2121（代）

フクダ電子株式会社 お客様窓口 (03)5802-6600 受付時間：月〜金曜日（祝祭日、休日を除く）9:00〜18:00　　🔍 フクダライフテック　検 索

Part.1

ベッドサイドの検査&評価

① バイタルサイン

1 検査の目的
生命維持の徴候を確認することです。

2 検査のタイミング
平常時は定期的に、状態や症状の変化時には随時測定します。

3 検査のポイント
平常時の測定は運動や食事、精神状態、体位、服薬などの影響を受けるため、測定時間や環境を一定に保つ必要があります。

【基準値（異常値）】

●脈拍
  徐脈：心拍数 50 回 /min 以下
  頻脈：心拍数 100 回 /min 以上

●血圧
  高血圧：140/90mmHg 以上
  低血圧：100/60mmHg 以下
  脈圧：20mmHg 以下　70mmHg 以上
  平均血圧：65mmHg 以下

●酸素投与が必要となる SpO_2 値
  急性呼吸不全：94％未満
  慢性呼吸不全またはⅡ型呼吸不全：88％

●呼吸数
  頻呼吸：25 回 /min 以上
  徐呼吸：9～12 回 /min 以下

●体温
  発熱：37.8°以上

はじめに

　バイタルサインは患者の生命の危機状態を把握する最初の入り口であり、最後の砦でもあります。しかし、測ることが目的となっている"バイタル屋さん"になっていませんか。数値を分析し、必要な身体所見を集め、総合的にアセスメントできていますか。実は、バイタルサインの基準値は書籍によって微妙に異なります。また、体温だけ、心拍だけで正常ですと判断することもできません。

　本稿では、異常を早期に発見するためのバイタルサインのアセスメントについて解説します。

体温の評価

体温の評価方法

　体温は視床下部の体温調節中枢により一定に維持されます。熱放散の問題（厚着・熱中症・脱水）または感染症など炎症に伴う組織での熱産生により体温は上昇します。発熱時は組織での酸素消費量が増えるため、SpO_2 が低下しやすく、酸素運搬を増加させるために心拍数と呼吸数が増加します。

数値の妥当性の評価方法

　在宅や一般病棟では腋窩温で評価するため、体温計の挟む角度や、挟む強さ、腋窩の発汗などで測定値は変動します。よって、測定値が妥当かは患者の身体に触れて、自身の体温より熱いかどうかも判断には必要となります。近年は非接触型の体温計も安価で購入できるため、痩せて体温計がうまく腋窩に挟めない患者には有用です。

呼吸の評価

呼吸の評価方法

　呼吸は酸素化・換気・呼吸仕事量の評価が重要となります。酸素化は SpO_2 と酸素運搬能に関わるヘモグロビンや心拍出量、換気は気道の開存、呼吸数と呼吸パターン、呼吸仕事量は呼吸数と呼吸様式をアセスメントします。近年、呼吸数は急変予測の最重要項目であることが指摘されていますが、実臨床では SpO_2 が優先されるようです。しかし、呼吸数は換気、SpO_2 は酸素化の指標であり、換気が障害された結果として SpO_2 が低下するため、呼吸数の方が早い段階で変化します。そして、酸素化だけの問題であれば酸素療法の適応となりますが、換気は人工呼吸療法の適応となるため、急変のドタバタではなく、できるだけ余裕をもった状態での対応が望まれます。

■ 呼吸様式の評価の重要性

　まず、換気量を保つために努力呼吸が出現します。がんばっても換気量が維持できなくなると回数、すなわち呼吸数を増やして保とうとします。そして、がんばりが効かなくなったときに努力呼吸の減弱、奇異呼吸や浅速呼吸となります。このようなときに酸素化が低下し、換気の異常と判断することができずに高濃度の酸素を投与することで二酸化炭素が蓄積し、呼吸は抑制され、呼吸数は低下します。この状態をよくなったと判断しないように、換気の異常が起こりやすい病態なのか、呼吸筋疲労の徴候と合わせてアセスメントする必要があります。

■ 測定値の妥当性の評価方法

　SpO_2 が正しく測定できているかは、一緒に表示される脈波や脈拍数が実測値と合致しているかで評価することができます。

循環の評価

■ 循環の評価方法

　血圧は臨床では、循環動態の結果の数値として用いられ、収縮期血圧ならびに平均血圧（拡張期血圧＋脈圧÷3）の低下は臓器への血流障害の指標として重要視されています。また、ショックの評価として用いられる Shock Index や Shock score では収縮期血圧より脈拍数が大きくなる場合は注意が必要です。

　血圧は心拍出量と末梢血管抵抗の影響を受けるため、呼吸不全患者においては、肺高血圧や肺性心（右心不全）となると、血流がうっ滞することで、左房への灌流量が減少し、左室からの心拍出量が低下します。肺循環は体循環と比べて低圧で維持されているため、血圧の上昇ではなく、心拍出量低下のために血圧は低下します。また、脈圧（収縮期血圧－拡張期血圧）は末梢血管抵抗ならびに1回心拍出量を反映しており、低下には注意が必要となります。

■ 数値の妥当性の評価方法

　血圧はマンシェットの幅や計測部位と心臓の高さとの乖離の影響を受けます。また、不整脈や徐脈がある場合は減圧速度が速いと収縮期血圧が低めに出るため、送気球の排気弁は1拍動ごとに 2〜3mmHg ずつ下がるよう開放し、自動血圧計の場合はスローモードで測定しましょう。そして、自動血圧計で測定する場合は動脈の触知を一緒に確認することで測定値の妥当性を確認できます。

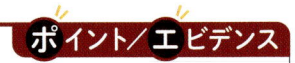

医師に相談すべきか迷ったとき　ポイント／エビデンス

敗血症の可能性には q-SOFA（quick Sepsis-related Organ Failure Assessment）[1]（**表1**）、急変予測としての National Early Warning Score（NEWS）[2]（**表2**）はバイタルサインのみで評価が可能であり、在宅の場で緊急搬送や緊急受診に迷ったときの判断基準にも使用してもらいたい指標です。

表1 q－ＳＯＦＡスコア

・呼吸数 ≧ 22 回 /min
・意識レベルの低下
・収縮期血圧 ≦ 100mmHg

＊上記3つのうち2つ以上満たせば敗血症を考慮する。
（文献1より作成）

表2 ＮＥＷＳスコア

	3	2	1	0	1	2	3
呼吸数	≦ 8		9-11	12-20		21-24	≧ 25
SpO₂	≦ 91	92-93	94-95	≧ 96			
酸素投与		Yes		No			
体温	≦ 35.0		35.1-36.0	36.1-38.0	38.1	≧ 38.1	
収縮期血圧	≦ 90	91-100	101-110	111-219			
心拍数	≦ 40		41-50	51-90	91-110	111-130	≧ 131
意識障害				清明			問いかけ・痛み・刺激に反応なし

＊ 0～4点：低リスク、5～6点ないし red score（3点の項目）が1つでもある：中リスク、5点以上で ICU 入室も含めて専門家へ迅速に相談することが推奨されている[2]。
＊バイタルサインの測定頻度として0点：1日1検、1～2点：1日2検、3点以上：1日3検に頻度変更が可能とされている[3]。

（文献3より作成）

エキスパートのエピソード

誤嚥性肺炎で入院中のB男さん90歳のバイタルサインの経過です。あなたはどのようにアセスメントしますか？（表3）

血圧の変動から5日目の21時に急変したことがわかります。しかし、ほかのバイタルサインを見ると、大きな変動と捉えることは困難です。

しかし、熱型表で見ると（図1）、体温は3日目にわずかに上昇している程度です。高齢者は、発熱する能力がない場合や熱産生の低下により体温が低下する場合もあります。心拍数は2日目の日中からベースラインが上昇していますが、夜間の心拍数は前日と同様です。翌日にはさらに心拍数が増加し、夜間の心拍数も増加しています。しんどくて眠れなかったのか、もしくは組織の酸素摂取量がさらに増加して安静時の心拍数が増加したことが予測されます。また、SpO₂ 100%で維持されており、酸素化の低下がわかりません。貧血のない患者であれば90台後半を維持できるよう酸素流量を調整することで、酸素化の変化がわかりやすくなります。そして、血圧を見ると、脈圧は 20mmHg 前後で経過しており、心拍出量の低下の可能性もあり、容易にショック状態となることが予想できます。NEWS では不足項目がありますが、1日目から4点で注意を要する状態であり、呼吸数と意識レベルの測定があれば急変前に対応できたかもしれません。

表3 B男さんのバイタルサインの経過

	1日目			2日目			3日目			4日目		5日目	
	10時	14時	22時	6時	14時	22時	6時	14時	22時	10時	22時	10時	21時
体温	36.9	37.0	36.9	36.9	36.8	36.8	36.0	37.0	37.1	36.9	36.9	37.1	36.8
脈拍	70	85	70	70	100	88	80	105	108	95	115	114	90
血圧	100/88	—	108/88	—	—	110/90	110/90		120/92	112/90	110/90	110/95	88/70
SpO₂	100	100	100	100	100	100	100	100	100	100	100	100	100

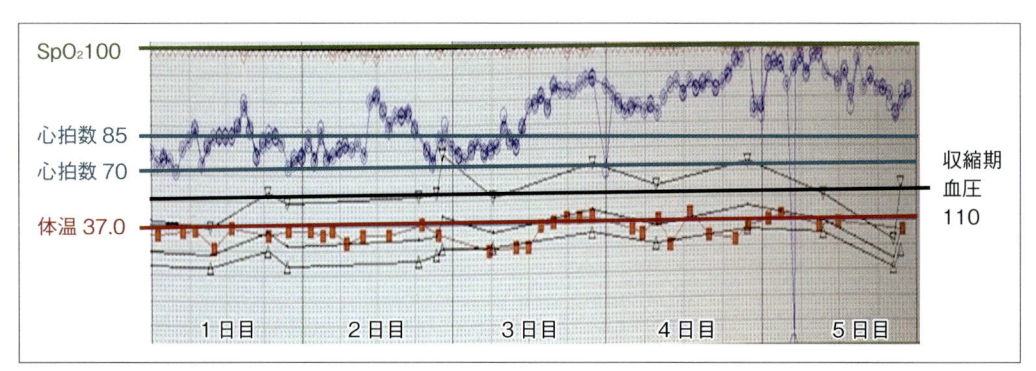

図1 B男さんの熱型表

バイタルサイン "これ！" ポイント

▶ 測定条件や数値の妥当性（血圧なら動脈の触知や聴診で確認、SpO_2 は脈拍数など）を評価しましょう。

▶ 呼吸は酸素化・換気・呼吸仕事量で評価しましょう。

▶ 臓器灌流は収縮期血圧と平均血圧（拡張期血圧＋脈圧÷3）、心拍出量と末梢血管抵抗は脈圧（収縮期血圧－拡張期血圧）で評価しましょう。

▶ q-SOFA や NEWS などの指標を用いて評価しましょう。

▶ バイタルサインの変化は数値単体ではなく、時系列グラフでベースラインからの変化を評価しましょう。

引用・参考文献

1) Singer, M. et al : The Third International Consensus Definitions for Sepsis and Septic Shock (Sepsis-3). JAMA.315 : 801-810, 2016.
2) Royal College of Physicians. National Early Warning Score (NEWS). Standardising the assessment of acute-illness severity in the NHS. Report of a working party, RCP, London, 2012.
3) Chris Hands, et al. Patterns in the recording of vital signs and early warning scores: compliance with a clinical escalation protocol. BMJ Qual Saf . 22 (9), 2013, 719-26.

中西美貴

② 聴診

1 聴診の目的
聴診は正常呼吸音が正常に聴取できるか、また変化があるか？ をみます。

2 聴診のタイミング
聴診はフランス人医師のラエンネック先生が聴診器を開発した 200 年以上前から引き継がれてきた手技であり、いつでも、どんな状況でも行うことできます。

3 聴診のポイント
疾患毎の副雑音の好発部位を把握することが重要です。

聴診とは

　聴診は聴診器一つで行うことができ、診察室や隔離病棟、被災地でも実施可能な手技です。正常呼吸音には気管呼吸音、気管支呼吸音、肺胞呼吸音があります（図 1）。気管呼吸音は高く、気管支呼吸音が中程度、肺胞呼吸音は低く聴取されます。肺音の伝達では、肺は高い音を吸収してしまう機能を備えており、200Hz 以上の音を通しにくい low pass filter（低域通過フィルター）であり、肺胞呼吸音が“そよ風”のような低い音になる理由の一つです。

　聴診は正常呼吸音が正常に聴取できるか、また変化があるか？ をみます。大葉性肺炎のため肺胞腔内及び気管支の広い範囲が炎症に伴う滲出物で埋まってしまうと、ゴロゴロ音（coarse crackles）はまったく聴取されずに肺胞呼吸音が消失または低下としてだけ認識されることが

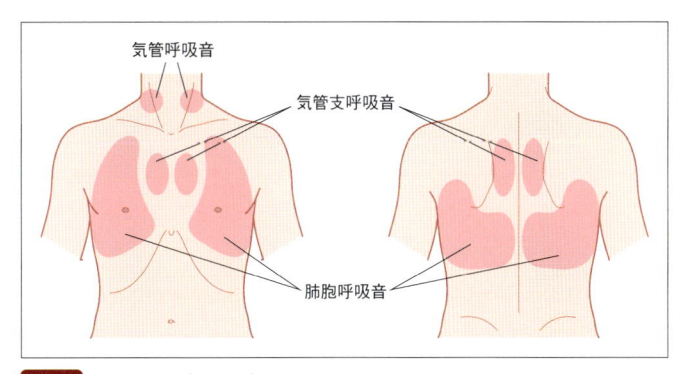

図1 正常呼吸音の分類
気管呼吸音：高く荒々しい音を吸気、呼気で聴取。吸気、呼気の合間は1 拍空く。吸気時間：呼気時間＝ 1：1
気管支呼吸音：気管呼吸音よりやや低い音であり、吸気および呼気は同程度に聴取。吸気時間：呼気時間 =1：2
肺胞呼吸音：吸気時はそよ風のような呼吸音であり、呼気時は通常聴取されない。吸気時間：呼気時間＝ 2：1〜3：1

あります。肺胞呼吸音の低下／消失は、患側肺と健側肺の左右差で明瞭に認識できます。同様に胸水貯留や無気肺があれば、同部位は肺胞呼吸音が低下または消失します。肺がん術後（肺切除後）、肺結核後遺症や側弯症による胸郭変形は、肺実質の縮小を反映した肺胞呼吸音の低下がしばしば認識されます。聴診の際にはこの患側の胸郭運動制限の有無を観察することが重要です*。

*臥床している患者なら、横から胸郭挙上の左右差やバケツの把手運動の有無もチェックする。

肺胞呼吸音の気管呼吸音化（図2）

　肺胞呼吸音が増強する場合は2つを考えます。1つは肺実質内や気管支内腔が水っぽい状態（心不全や細菌性肺炎など）です。空のコップにストローを入れて吹いても音は鳴りませんが、コップに水が入っていたら、ゴボゴボと音がすることをイメージしましょう。水っぽい部分は音の伝導が良いのです。心不全では胸部全体が、肺炎なら肺炎の部位だけが肺胞呼吸音が増強します。また、通常は聴取されない肺胞呼吸音の呼気音も聴取できるようになります。これらは肺胞呼吸音の気管呼吸音化（本来低い肺音の部位に高い気管呼吸音が混じる）と呼ばれています。

　肺胞呼吸音が増強する2つ目の状態は、重度の**気管支拡張症や間質性肺炎**により通常肺のlow pass filter（低域通過フィルター）の機能低下を認めるため、常に肺胞呼吸音の気管呼吸音化が生じている状態です。

気管支呼吸音の左右差

　慢性咳嗽患者のなかには、気管分岐部リンパ節腫大による気管支の圧排や気管内の肺がんや異物の存在により、気管支呼吸音の減弱を生じている場合があります。2カ月以上の慢性咳嗽

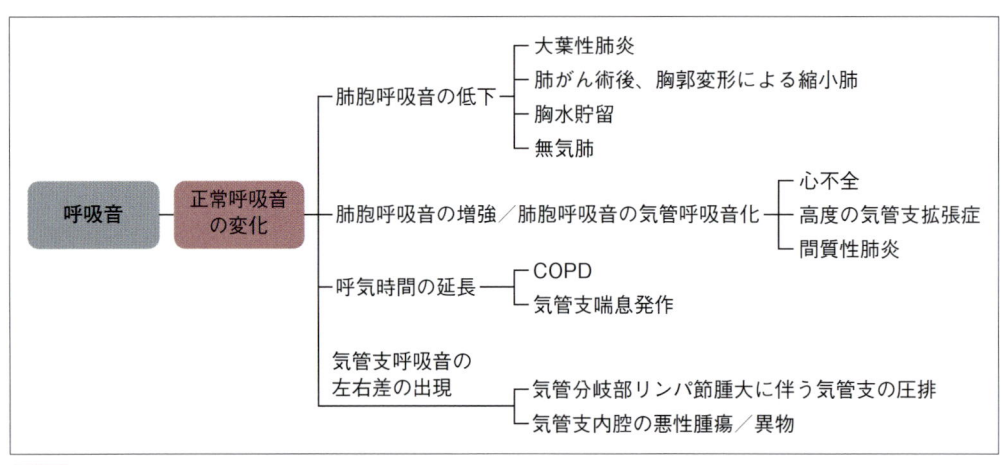

図2 正常呼吸音の変化で想定される病態

では悪性疾患を念頭においた注意深い聴診が必要となります。気管支呼吸音の左右差のある場合、グー音（rhonchi）は気管支壁の浮腫や喀痰の存在を反映して聴取され、一部は頸部へと放散します。

間質性肺炎の好発部位

間質性肺炎では、前胸部下部（図3左）や背側肺底部が間質性肺炎の好部位（図3右、色をつけた部分）で fine crackles（バチバチ音）を聴取します。前胸部では特に側胸部下部に注意し、背側肺底部では可能なら図4のように坐位で大きく息を吸ってもらうと fine crackles が聴取しやすくなります。実際の音源は文献1のサイトで聴くことができます。

ポイント／エビデンス

バチバチ音の正常範囲

加齢は fine crackles（バチバチ音）出現のリスクであり[2]、健常者でも吸呼気の1サイクルで数回のバチバチ音が聴取されることがあります。この数回の fine crackles は正常範囲内と考えますが、吸呼気の1サイクルでたくさん聴取されるなら有意であると考えましょう。新型コロナウイルス関連肺炎も背側肺底部で fine crackles を聴取できます[3]。

気管支拡張症の好発部位

気管支拡張症は中葉、舌区域に好発するため前胸部の中下部（図5）から中腋窩線の側胸部までを注意して聴診します。気管支拡張症が重症になるとゴロゴロ音（coarse crackles）が顕著になることが多く、実際の音源は文献4のサイトで聴くことができます。

喀痰の多い病態ではグー音（rhonchi）や squawk（スクオーク）という短い喘鳴音を吸気時に聴取することがあります。

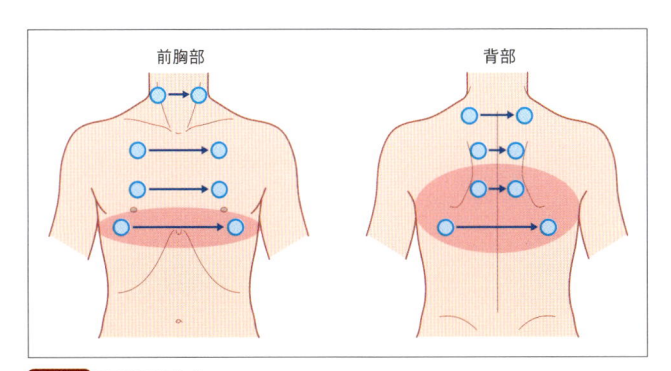

図3 間質性肺炎

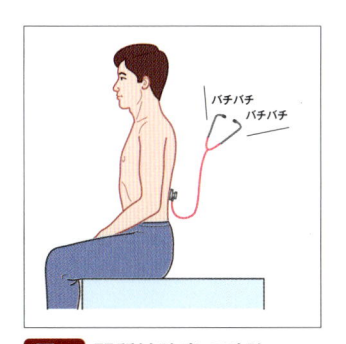

図4 間質性肺炎の聴診

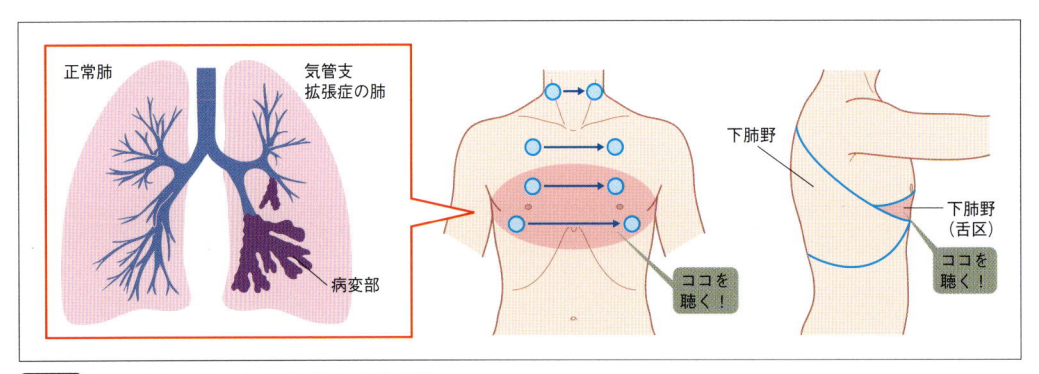

図5 気管支拡張症の好発部位と聴診部位

誤嚥性肺炎の好発部位

図1の背部の気管支呼吸音の下部領域（下葉の肺尖部に相当）及び両背側下部の肺胞呼吸音領域でゴロゴロ音（coarse crackles）の有無をチェックします。坐位が難しい場合、仰臥位でも背中に聴診器を潜り込ませて聴診を行います。

COPD の急性増悪や喘息発作の聴取

気管支喘息のある 70 代女性が肺炎で入院となり、抗菌薬で治療開始となりました。抗菌薬治療でも呼吸困難の改善は乏しい状況です。胸部ではゴロゴロ音（coarse crackles）がありますが、喘鳴なしです。しかし頸部では呼気時に喘鳴を聴取し、気管支喘息発作の合併と診断し、ステロイド投与にて軽快しています。気管支喘息発作の入院症例は呼吸器ウイルス感染が関与していることが多く、特に頸部のみで喘鳴を聴取することがあり、必ず頸部聴診を行う必要があります。COPD の急性増悪や喘息発作は頸部及び全肺野で喘鳴を聴取できる可能性があるということも重要な点です。

呼吸相と質的分類を意識した聴診（表1）

吸気全般でゴロゴロと低調音が聴取される holo-crackles、吸気初期だけの early crackles、吸気初期から中期までの early-to-mid crackles を意識して聴診すると疾患の鑑別に役立つことがあります。

Holo-crackles は細菌性肺炎、心不全、肺胞出血で生じ、early crackles は肺気腫、early-to-mid crackles は気管支拡張症や急性、慢性気管支炎で聴取されることが多いです。**これらの holo、early、early-to-mid crackles は質的には coarse crackles であると考えることができ、いわゆる低調性の音です。**

一方で late inspiratory crackles は高調性の音であり、質的には fine crackles です。聴診の際に低調性に加えて一つ一つの音が分離して認識できたら coarse crackles、分離して認識で

表1 呼吸相を意識した聴診

タイプ	聴取できる状態	質的分類	原因
holo-crackles	全吸気時間でゴロゴロとラ音 吸気　呼気	coarse crackles	肺胞病変、細菌性肺炎、心不全、肺胞出血
early crackles	吸気初期のラ音 吸気　呼気	coarse crackles	肺気腫
early-to-mid crackles	吸気時間の初めから半ばまで聴こえ吸気末でなくなる 吸気　呼気	coarse crackles	気道に病変（気管支拡張症、急性／慢性気管支炎）のある場合
Late inspiratory crackles	吸気の途中から最後まで聴こえるラ音 吸気　呼気	fine crackles	間質性肺炎、異型性肺炎（マイコプラズマなど）、細菌性肺炎の回復期や治癒後、心不全の回復期

きない高調性のバチバチ音は fine crackles と考えるとわかりやすいです。

聴診 "これ！" ポイント

► 正常呼吸音の低下、消失、増強する病態を理解する。
► 間質性肺炎、気管支拡張症、誤嚥性肺炎などの好発部位を意識した聴診をする。
► 頸部聴診は wheezes、rhonchi、coarse crackles が放散することがある。特に喘息発作の wheezes は頸部だけで聴診できる場合がある。
► 呼吸相を意識した聴診では、特に間質性肺炎の late inspiratory crackles（吸気後半に増強する）を意識する。

引用・参考文献

1) 皿谷健. 特発性間質性肺炎患者さんの聴診音. https://www.kango-roo.com/learning/2954/ [2024.9.30]
2) Kataoka H. et al. Age-related pulmonary crackles (rales) in asymptomatic cardiovascular patients. Ann Fam Med. 6 (3), 2008, 239-45.
3) Noda A. et al. Evidence of the Sequential Changes of Lung Sounds in COVID-19 Pneumonia Using a Novel Wireless Stethoscope with the Telemedicine System. Intern Med. 59 (24), 2020, 3213-6.
4) 皿谷健. 気管支拡張症患者さんの聴診音. https://www.kango-roo.com/learning/2945/ [2024.9.30]

皿谷　健

③ SpO₂／経皮的 CO₂ モニタリング パルスオキシメーターを使いこなす

> **1 検査の目的**
> パルスオキシメーターは、SpO₂ を測定して、酸素化を評価するために実施します。
>
> **2 検査のタイミング**
> 安定期の病状の評価に加え、状態悪化時の酸素化の評価時に実施します。
>
> **3 検査のポイント**
> パルスオキシメーターの原理を知ることで、SpO₂ 測定のピットフォールを意識します。
>
> **●基準値●**
> 英国胸部疾患学会のガイドライン[1] に基づくと、Ⅱ型呼吸不全リスクがない患者では 94～98%、Ⅱ型呼吸不全リスクがある患者（慢性閉塞性肺疾患〔COPD〕、神経筋疾患、気管支拡張症、高度肥満など）では 88～92% を目標に酸素療法を行います。

検査のタイミング

経皮的動脈血酸素飽和度（SpO₂）は、意識レベル、血圧、心拍数、体温、呼吸数に続くバイタルサインと認識されており、状態悪化時に限らず、安定期でも病状変化をとらえるために評価することが望まれます。また、持続記録型のパルスオキシメーターを用いることで、睡眠呼吸障害（睡眠時無呼吸症候群など）の評価が可能です。

パルスオキシメーターの原理を知ることで、正しく測定し、測定不良に対応する

■パルスオキシメーターの原理

酸素と結合したヘモグロビンは酸素化ヘモグロビン（O₂Hb）と呼ばれ、酸素を放出したヘモグロビンは還元ヘモグロビン（HHb）と呼ばれます。動脈血では O₂Hb が多く、静脈血では HHb が多いとされます。パルスオキシメーターは、O₂Hb が赤外線付近の光（赤外光）をよく吸収し、HHb が赤色光付近の光をよく吸収する特徴から開発されました。パルスオキシメーターは赤色光と赤外光を発光するダイオード（LED）と光を受けるセンサーで構成されており、

動脈血における赤外光と赤色光の透過光比率から、ヘモグロビンの比率を求めています。そして、推定された動脈血酸素飽和度（SaO_2）を SpO_2 として算出しています。なお、動脈血の飽和度を得るために、動脈血には脈波があり、静脈血には脈波がないことが利用されているため、パルスオキシメーターを装着するときには SpO_2 脈波波形が描出されていることを確認しなければなりません（図1）。

■ パルスオキシメーターを正しく装着する

　パルスオキシメーターの原理を理解して、プローブを装着します。正確な測定には、受光部と発光部がしっかり向かい合うように装着しなければなりません。さらに、図2 ⓐ[2] のように装着後に、SpO_2 脈波波形が描出されることを確認します。

■ プローブを装着する場所を選択する

　プローブ装着部位としては、指先が一般的です。爪の汚れ、爪白癬症、マニキュアを付けている場合には、透過光の測定に影響があるため、測定する指を変更します。

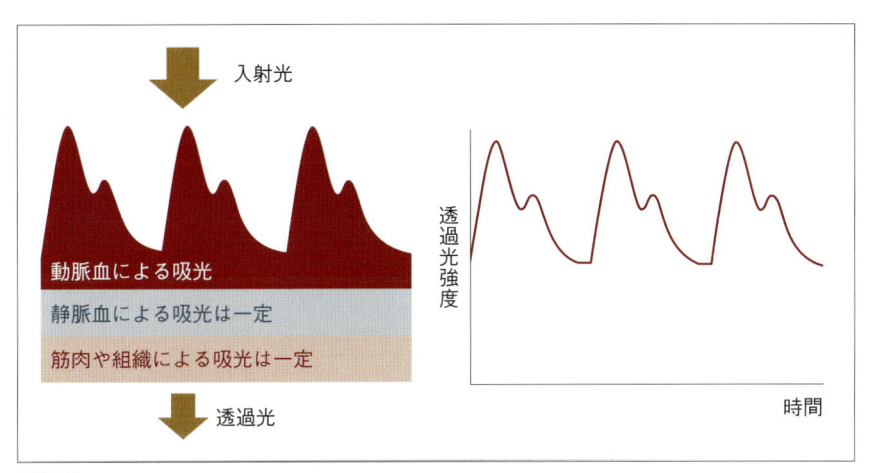

図1 パルスオキシメーターにおける脈波検出

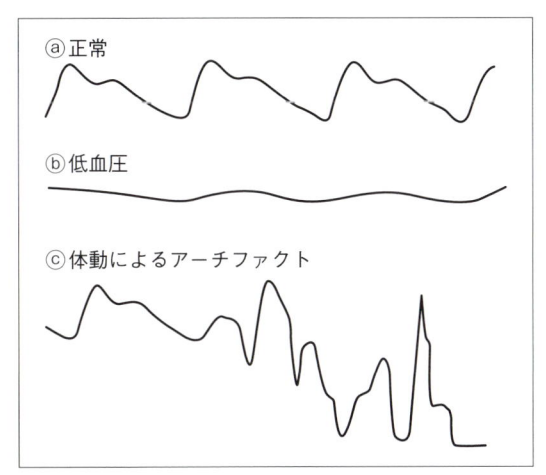

図2 パルスオキシメーターの脈波波形

（文献2より改変）

■正しい SpO₂ が表示されているか

四肢は交感神経系の支配が強いと考えられ、血圧低下時には、交感神経の活性化により末梢血管がより収縮します。その結果、パルスオキシメーターでは動脈血を同定するために、十分な SpO₂ 脈波波形が得られない可能性があります（図2ⓑ）[2]。重症患者で、動脈血液ガス分析が実施される意義の一つは、ときとして酸素化の確認が SpO₂ では不十分なためです。耳介や前額部は、指先に比べて交感神経の支配が弱く、末梢動脈は収縮しにくいため、末梢循環不全の患者では、耳介や前額部での SpO₂ 測定が有用です。低体温、強皮症などのレイノー現象が生じやすい患者で、SpO₂ 脈波波形が十分に得られない場合は、耳介や前額での SpO₂ 測定を検討します。

不正確な SpO₂ を呈するそのほかの原因として、体動（振戦や悪寒戦慄も含まれる）や三尖弁閉鎖不全などによる静脈血の拍動があります。静脈血の拍動が動脈血の拍動と誤認識されてしまうため、赤色光の吸光度が大きくなり、低 SpO₂ が示されます。体動により適切に測定できていないときの SpO₂ 脈波波形は図2ⓒ[2] のように不規則な波形となっていることが多く、SpO₂ 低値の原因を鑑別することができます。また肌の色が濃い患者では、SpO₂ が低く算出されることが知られています。一酸化炭素中毒では、動脈血酸素分圧（PaO₂）が低値にもかかわらず SpO₂ が高値に維持されるので、注意が必要です。一酸化炭素とヘモグロビンが結合した一酸化炭素ヘモグロビンは、赤外光を吸収しないため SpO₂ が上昇しますが、実際の O₂Hb は少ないので注意しなければなりません。一酸化炭素が疑われる場合には、動脈血液ガス分析により PaO₂ を測定する必要があります。

SpO₂ 低値を認めたときのピットフォール エキスパートのエピソード

- ・SpO₂ 低値によりコールがありましたが、診察すると SpO₂ 測定指側の上腕で血圧を測定していました。血圧測定により上肢が循環不全となり、SpO₂ 低値が表示されたと考えられました。
- ・SpO₂ 低値によりコールがありましたが、診察すると強皮症の患者でした。レイノー現象による指の末梢循環不全による SpO₂ 低下と考えられ、耳介の測定で安定した正常の SpO₂ が得られました。
- ・SpO₂ 低値によりコールがありましたが、本態性振戦による体動により SpO₂ 低値が表示されたと考えられました。

正しく計測するポイント、注意点、結果の治療ケアへの活用

■酸素療法時には SpO₂ ≦ 97％を目標とすべきである

酸素療法を行っている患者で、SpO₂ 100％のまま経過をみられていることがありますが、適切な対応でしょうか。図3に示す酸素解離曲線は[3]、さまざまな酸素分圧における赤血球中のヘモグロビンと酸素の親和性を示したものです。

図3のように SpO₂ と PaO₂ は、SpO₂ 97％以下、PaO₂ 90mmHg 以下では比例関係となって

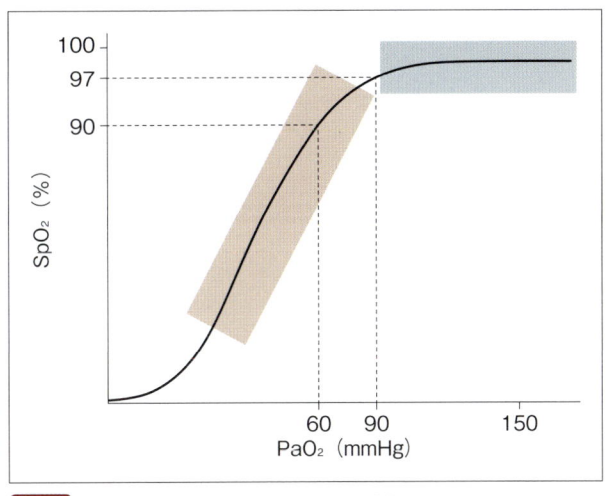

図3 酸素解離曲線（文献3より改変）

表1 SpO_2 を含む酸素化指標の比較

症例	ハイフローセラピー開始時	ハイフローセラピー2時間後	酸素化悪化の判定
F_IO_2	0.5	0.5	
PaO_2（mmHg）	200	100	悪化の判断可能
SpO_2（%）	100	100	悪化の判定不能
PaO_2/F_IO_2	400	200	悪化の判断可能

F_IO_2：吸入酸素濃度
ハイフローセラピー開始後に酸素化が悪化しているが、SpO_2 97%以上では酸素化の悪化に気がつくことができない。

いています。つまり、SpO_2 の変化は PaO_2 の変化を強く反映しています。一方 SpO_2 97%以上では、酸素解離曲線からみても、SpO_2 と PaO_2 との変化は反映されにくくなっています。したがって、酸素化（PaO_2）の変化を評価するためには、SpO_2 97%以下でなければ、正しい評価ができません。つまり、酸素療法下において、SpO_2 100%である場合は、患者の呼吸状態が悪化していたとしても、その変化をとらえることができません（**表1**）。酸素投与下においては、SpO_2 が100%とならないように酸素投与量を調整し、モニタリングすることが大切です。

■ SpO_2 は重要であるが、呼吸数の評価を行う必要がある

　SpO_2 は有用ですが、ある程度まで病状が悪化しなければ、SpO_2 は低下しません。**図4**[4] のように敗血症などで病状の重症化が進行すると、末梢循環不全や低酸素血症によって乳酸の産生が増加し、代謝性アシドーシス（乳酸アシドーシス）が生じます。一方、代謝性アシドーシスの進行や低酸素血症の進行を抑制するために、呼吸数を増やして、換気量を増加させる代償が働きます。そして、呼吸数で代償できないほどに病状が進行すると、SpO_2 の低下を認めます。多くの場合、**図4** のように、SpO_2 の低下よりも呼吸数の増加がより早期に認められます[4]。早期に病状悪化をとらえるためには、SpO_2 だけではなく呼吸数にも注目する必要があります。

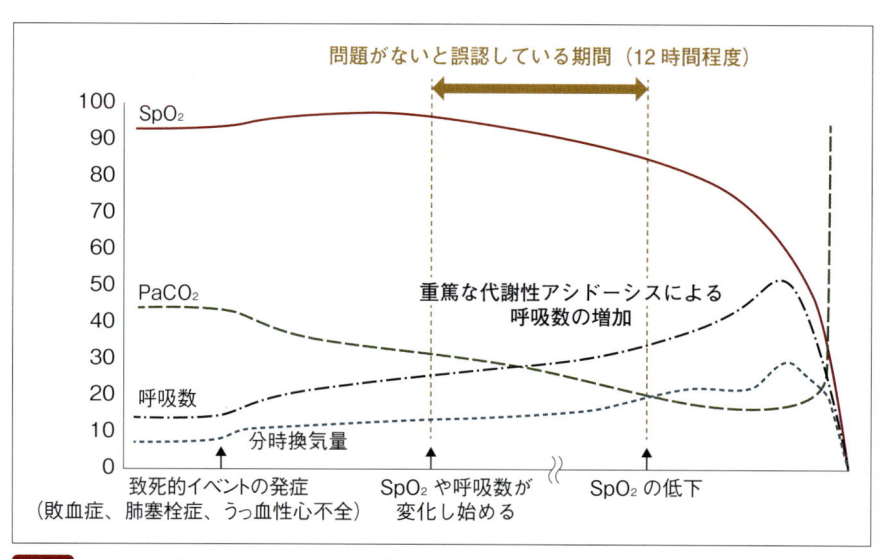

図4 SpO₂ の低下と呼吸数の増加の比較（文献 4 より改変）

グラフ内ラベル：
- 問題がないと誤認している期間（12 時間程度）
- SpO₂
- PaCO₂
- 呼吸数
- 分時換気量
- 重篤な代謝性アシドーシスによる呼吸数の増加
- 致死的イベントの発症（敗血症、肺塞栓症、うっ血性心不全）
- SpO₂ や呼吸数が変化し始める
- SpO₂ の低下

ポイント／エビデンス

急性呼吸促迫症候群の新グローバル定義 [5]

　急性呼吸促迫症候群（acute respiratory distress syndrome；ARDS）とは、心原性肺水腫ではなく、肺の炎症による急性低酸素性呼吸不全を呈する病態であり、1 週間以内の発症、両側肺野の透過性の低下、酸素化の悪化に基づいて診断されます（表 2）。成人の ARDS の診断には、動脈血液ガス分析が必須でした。しかし、動脈血液ガス分析は侵襲的であり、リソースが限られた環境では実施が困難です。一方、パルスオキシメーターは継続的に利用可能で、正確で、安価で、非侵襲的です。2024 年に発表された ARDS の新グローバル定義においては、PaO_2 の代替として SpO_2 を使用する SpO_2/F_iO_2 比が採用されました。ただし先述したように、SpO_2/F_iO_2 では末梢循環不全がある場合や SpO_2 が 97％を超える場合に精度が低下する可能性があります。

表2 ARDS の新グローバル定義（文献 4 より改変）

非挿管 ARDS	挿管下 ARDS		リソースが制限された状況下
$PaO_2/F_iO_2 \leqq 300mmHg$ $SpO_2/F_iO_2 \leqq 315$（$SpO_2 \leqq 97$％）[a]	軽症：$200 < PaO_2/F_iO_2 \leqq 300mmHg$ 　　　$235 < SpO_2/F_iO_2 \leqq 315$（$SpO_2 \leqq 97$％）		SpO_2/F_iO_2[b] $\leqq 315$（$SpO_2 \leqq 97$％）[c]
	中等症：$100 < PaO_2/F_iO_2 \leqq 200mmHg$ 　　　　$148 < SpO_2/F_iO_2 \leqq 235$（$SpO_2 \leqq 97$％）		
	重症：$PaO_2/F_iO_2 \leqq 100mmHg$ 　　　$SpO_2/F_iO_2 \leqq 148$（$SpO_2 \leqq 97$％）		

a：ハイフローセラピー$\geqq 30L/min$ or 非侵襲的人工呼吸療法で呼気終末陽圧$\geqq 5cmH_2O$
b：推定 $F_iO_2 = 0.21 + 0.03 × O_2\ flow\ rate$（L/min）
c：ハイフローセラピー$\geqq 30L/min$ or 非侵襲的人工呼吸療法で呼気終末陽圧$\geqq 5\ cmH_2O$ を求めない

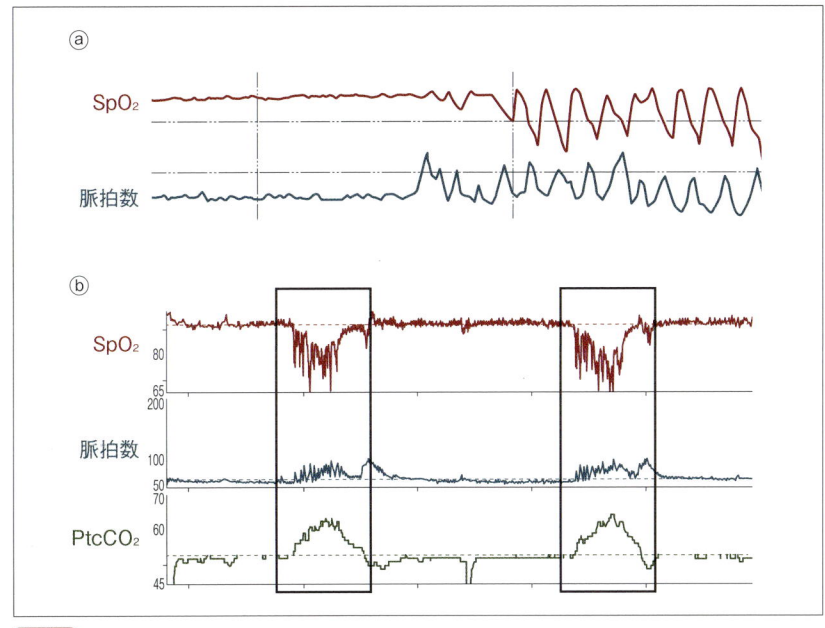

図5 夜間のモニタリング（SpO₂と経皮的CO₂）
ⓐ：閉塞性睡眠時無呼吸症候群のパルスオキシメーター波形。
ⓑ：睡眠時低換気を伴う COPD のパルスオキシメーター波形と経皮的 CO₂ モニター波形。

■夜間のモニタリング（SpO₂と経皮的CO₂）

　睡眠時無呼吸症候群や睡眠時の低換気などの睡眠呼吸障害を評価するために終夜パルスオキシメーターが実施されます。睡眠時無呼吸症候群においては、図5ⓐのような波形が認められます。一方で睡眠時の低換気においては、図5ⓑのような波形が認められます。低換気がある場合には、酸素投与により SpO₂ が改善していても、低換気（CO₂ の貯留）は改善しません。低換気の改善には、非侵襲的人工呼吸療法による換気補助や CO₂ 洗い流し効果を期待したハイフローセラピーが必要となります。単なる酸素投与では、逆に、酸素投与による高二酸化炭素血症がもたらされることが知られています[6]。Ⅱ型呼吸不全リスクがある患者では、酸素投与により SpO₂ が保たれていても CO₂ が貯留していないか配慮が必要です。経皮的 CO₂ モニターは、経皮的二酸化炭素分圧（PtcCO₂）が測定可能であり、非侵襲的かつ連続的に CO₂ のモニタリングが可能です。

パルスオキシメーター "これ!" ポイント

▶ パルスオキシメーターの原理を理解して、SpO_2 低値時の対応を考える。

▶ パルスオキシメーターの限界を理解して、酸素療法を行う。

▶ 呼吸数測定も同時に行う。

引用・参考文献

1) BRO'Driscoll. et al. BTS guideline for oxygen use in adults in healthcare and emergency settings. https://thorax.bmj.com/content/72/Suppl_1/ii1
2) Jubran, A. Pulse oximetry. Crit Care. 19(1), 2015, 272.
3) Wick, KD. et al. Pulse oximetry for the diagnosis and management of acute respiratory distress syndrome. Lancet Respir Med. 10(11), 2022, 1086-98.
4) Lynn, LA. et al. Patterns of unexpected in-hospital deaths: a root cause analysis. Patient Saf Surg. 5(1), 2011, 3.
5) Matthay, MA. et al. A New Global Definition of Acute Respiratory Distress Syndrome. Am J Respir Crit Care Med. 209(1), 2024, 37-47.
6) Abdo, WF. et al. Oxygen-induced hypercapnia in COPD: myths and facts. Crit Care. 16(5), 2012, 323.

北島尚昌

④ $P_{ET}CO_2$ （カプノメーター）

1 検査の目的

$P_{ET}CO_2$ （partial pressure of end-tidal CO_2）は呼気終末二酸化炭素分圧のことを指し、呼気中に含まれる二酸化炭素の濃度を測定します。

2 検査のタイミング

$P_{ET}CO_2$ は、動脈血二酸化炭素分圧（partial pressure of arterial CO_2；$PaCO_2$）に近似しており連続的に測定できることから、主に継続して呼吸の評価を行いたい場合など呼吸管理に用います。また呼気を検出できなければ測定できない特性を利用して、気管挿管の評価や人工呼吸器の回路外れを早期発見することも可能です。$PaCO_2$ の基準値は 40 ± 5mmHg ですが、先述のとおり 2～5mmHg ほど低くなります。

3 検査のポイント

- $PaCO_2 \fallingdotseq P_{ET}CO_2$
- 数値の絶対的評価よりも時間経過による相対的変化をみましょう。
- 波形を見ることで呼吸状態の変化を観察しましょう。

$P_{ET}CO_2$ の評価

■ $PaCO_2$ と $P_{ET}CO_2$ の差

前述のとおり $PaCO_2$ と $P_{ET}CO_2$ の較差は死腔内の残存気が混入するため $P_{ET}CO_2$ の方が低く測定されますが、数値自体は $PaCO_2$ の値に比例します。一般的に $PaCO_2$ との較差は 5mmHg 未満であることが多いですが、肺塞栓症や心拍出量減少など、死腔換気が増加する疾患ではその較差は開大する可能性があります[1, 2]。

ポイント／エビデンス

二酸化炭素濃度測定値の種類

二酸化炭素濃度測定値には種類があり、似たような名称ですが、そのガスをサンプリングする部位に応じて名称が変わります（図1）。

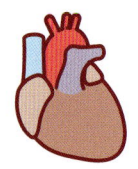

動脈血に溶存している CO_2

動脈血二酸化炭素分圧
(partial pressure of arterial CO_2；$PaCO_2$)
動脈血中に含まれる二酸化炭素の分圧を示す。
血液の酸塩基平衡を司り、正常状態であれば測定値は肺胞気二酸化炭素分圧（P_ACO_2）と近似している。

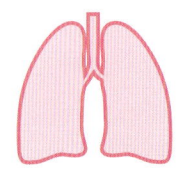

肺内のガスの CO_2

肺胞気二酸化炭素分圧
(partial pressure of alveolar CO_2；P_ACO_2)
肺胞気に含まれる二酸化炭素の分圧を示す。
$P_{ET}CO_2$ は、P_ACO_2 の値よりも 2〜5mmHg ほど低くなる。

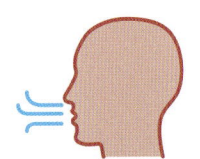

呼気に含まれる CO_2

呼気終末二酸化炭素分圧
(endtidal CO_2；$_{ET}CO_2$ もしくは partial pressure of end-tidal CO_2；$P_{ET}CO_2$)
本文参照。

図1 二酸化炭素濃度測定値の種類

$P_{ET}CO_2$ の測定方法

$P_{ET}CO_2$ の測定方法は、呼気ガスのサンプリング方法によって**図2**の2種類に分類されます。

■メインストリーム方式

専用のセンサーを口元に装着して使用します。センサーが回路に装着されるため、応答性が非常に高く精度の高い波形を得ることができます。また、浅呼吸・低流量であっても正確に測定することができるのがメリットです。そのため測定値だけでなく波形の評価を行いたい集中治療室での人工呼吸管理に多く用いられます。

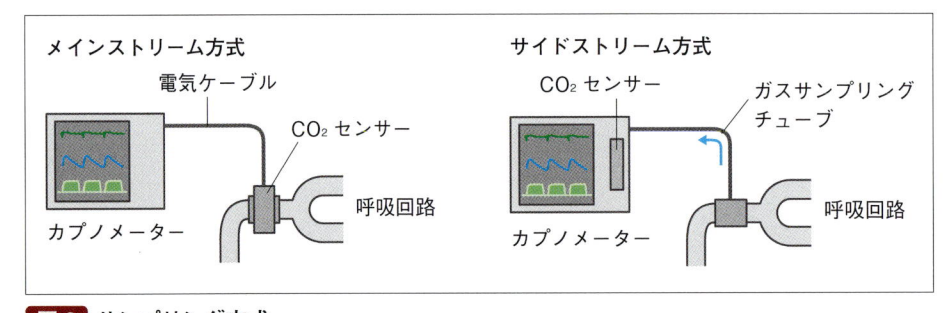

図2 サンプリング方式

しかし、センサーを口元に装着されるため口元にかかる重量が増加し、気管チューブに負担がかかる点に注意が必要です。

■サイドストリーム方式

回路や鼻カニュラ、酸素マスクなどに専用のサンプリングラインを装着し、カプノメーター内にガスを吸引して測定します。その特性上メインストリーム方式と比較して応答性や波形精度は劣りますが、口元にかかる重量は非常に軽く、気管チューブにかかる負担が少ないのがメリットです。また、吸入麻酔ガスの濃度を同時に測定できることから手術室での全身麻酔中の呼吸管理に多く用いられます。

持続的にサンプリングラインから吸引を行うため、結露や喀痰を吸い込むことでサンプリングラインが閉塞することもあります。また、メインストリーム方式と比較して応答性がやや遅く浅呼吸では正確な波形を得られないこともあります。

カプノグラムの基本（図3、4）

カプノグラムは呼気中の二酸化炭素分圧を測定して波形として表示したもので、呼気相に波形が描出されます。波形は呼気の開始と共に上昇し、吸気に移ると速やかに基線（0mmHg）に戻ります。

カプノグラムは波形の変化から下記の第Ⅰ～第Ⅳ相に分類されます[3]。

■第Ⅰ相（A-B）

呼気の開始時は上気道の解剖学的死腔からのガスが呼出されますが、死腔はガス交換に関与しないため二酸化炭素があまり含まれません。そのため第Ⅰ相の二酸化炭素分圧はほぼ0mmHgとなります。

■第Ⅱ相（B-C）

上気道のガスが排出されると、次は下気道の死腔からのガスに肺胞から二酸化炭素を含んだ

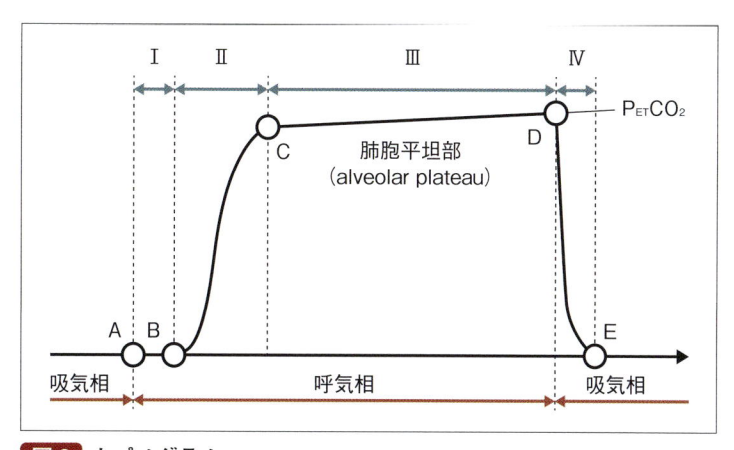

図3 カプノグラム

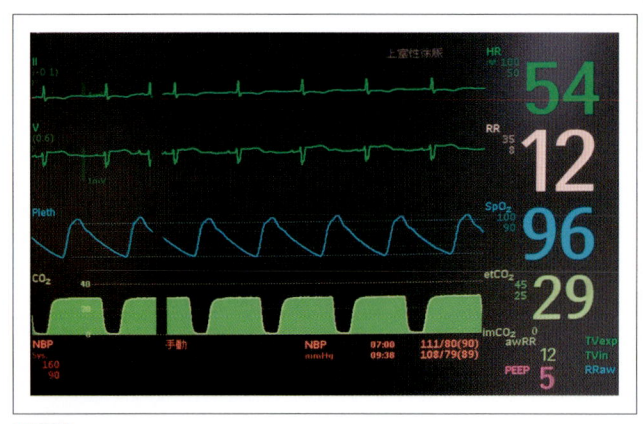

図4 実際の正常波形

ガスが混入するため、二酸化炭素分圧は急激に増加を始めます。

■第Ⅲ相（C-D）

肺胞平坦部（alveolar plateau）とも呼ばれ、肺胞からのガスの呼出が中心となり、死腔内に存在した二酸化炭素を含まないガスはほとんどなくなり、二酸化炭素分圧はわずかに上昇を続けます。

■点 D

$P_{ET}CO_2$ とも呼ばれ、肺胞気二酸化炭素分圧（partial pressure of alveolar CO_2；P_ACO_2）に近似します。呼気に含まれる二酸化炭素分圧としては最大値を示し、$P_{ET}CO_2$ としてモニターに表示されるのはこの点 D の値になります。

P_ACO_2 は $PaCO_2$ とほぼ同じ値になりますが、$P_{ET}CO_2$ はわずかに死腔内のガスが混じるため P_ACO_2 よりもわずかに低い値になり、上回ることはありません。特に閉塞性呼吸器疾患のような呼気流出障害を伴う疾患では、肺胞内のガスを十分排出できないため $P_{ET}CO_2$ が $PaCO_2$ よりも極端に低く測定されることもあるため、血液ガス分析を行う際には採血時の $P_{ET}CO_2$ も記録として残すことで、どの程度値が乖離しているかを知ることができます。

■第Ⅳ相（D-E）

吸気が開始され二酸化炭素分圧は急激に低下し基線に戻ります。吸気には二酸化炭素は含まれないため第Ⅳ相（吸気の開始）～第Ⅰ相間（呼気の開始）の二酸化炭素分圧は 0mmHg となります。仮に吸気相の二酸化炭素分圧が 0mmHg より増減する場合にはドリフト（0 点のずれ）が発生している可能性が高いため、大気で 0 点の校正を行う必要があります。

■カプノメーターのいろんな波形パターン
●装置の校正不良（ドリフト）（図5、6）

カプノメーターを使用開始する場合、まず大気開放による0点校正を行う必要があります。これは二酸化炭素を含まない空気が0mmHgとなるように、装置に覚えさせるためです。方法は、大気中に含まれる二酸化炭素分圧はほぼ0mmHgであるため、センサーを大気（人工呼吸器から外す）に開放した状態を0mmHgとします。

しかし長期間使用していると徐々に値がずれてしまい0が0でなくなることを、ドリフトと呼びます。ドリフトが発生すると吸気最小CO_2（inspired minimum CO_2；$imCO_2$）の値や吸気時のカプノグラム波形がマイナスやプラスの方向にずれてしまいます。結果として$P_{ET}CO_2$もドリフトした数値だけ増減します。

このようにドリフトが発生した場合は、再度センサーの0点校正を行うことで改善します。

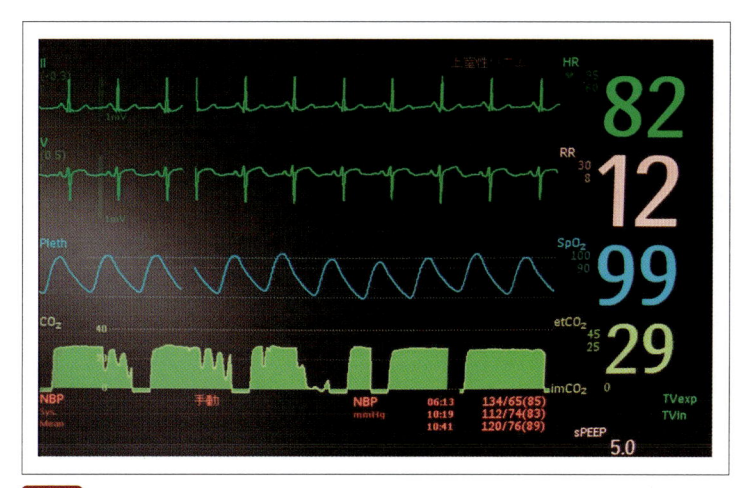

図5 0点がドリフトしている（実際の波形）

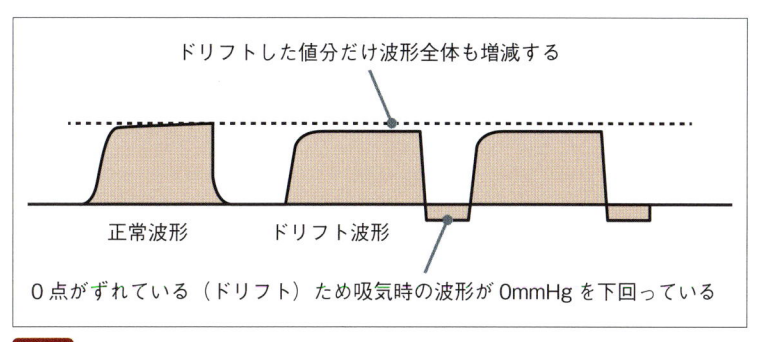

図6 0点がドリフトしている

●再呼吸の発生（図7）

　本来、人工呼吸器から送られる吸気ガスには二酸化炭素は含まれないため0mmHgとなります。しかし、人工呼吸器外回路内の死腔が多い場合には、呼気がすべて排出できず吸気時に再呼吸してしまうことがあります。この場合、吸気ガスに呼気の二酸化炭素が含まれるため $imCO_2$ は0mmHgを上回ります[4]。波形の形状のみでは先述のドリフトとの判別は困難であるため一度センサーの0点校正を行い、改善が認められない場合に再呼吸に対する対応を行います。

　主な原因は、①一回換気量が少ない、②人工鼻などによる人工呼吸器外回路の死腔量増加などが挙げられます。そのため、設定の見直しや外回路を加温加湿器回路に変更することで改善が期待できます。

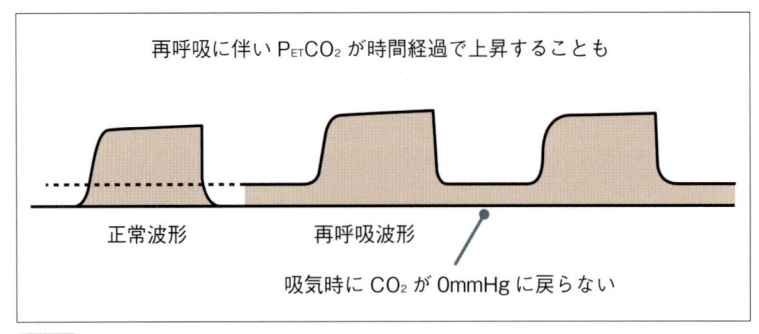

再呼吸に伴い $P_{ET}CO_2$ が時間経過で上昇することも

正常波形　　　　再呼吸波形

吸気時に CO_2 が0mmHgに戻らない

図7 再呼吸の発生

●気道抵抗の上昇（図8、9）

　気道抵抗が正常であれば、第II相は急激に上昇し第III相はわずかに右肩上がりとなります。しかし気道抵抗が上昇すると呼気の排出に時間差が生じるため、第II相はやや緩やかな上昇となり、第III相は右肩上がりが顕著になります。

　これは気道抵抗の高い部位からは、二酸化炭素を含まない解剖学的死腔内のガスが遅れて排出されるため CO_2 はゆっくりと上昇するためです。

　またこの場合、気道抵抗の上昇により内因性PEEP（呼気終末陽圧）が発生している可能性もあり、血液ガス分析データの $PaCO_2$ と $P_{ET}CO_2$ が乖離していることがしばしばみられますが、これは呼気を最後まで排出できていないため $P_{ET}CO_2$ が上昇しきれていない可能性を示唆しています。

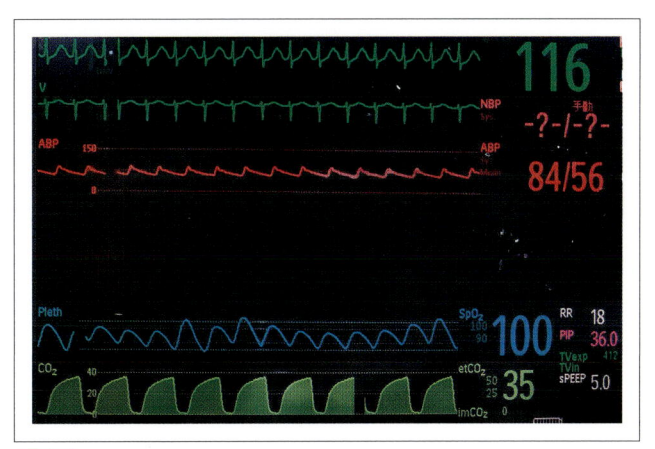

図8 気道抵抗の上昇（実際の波形）

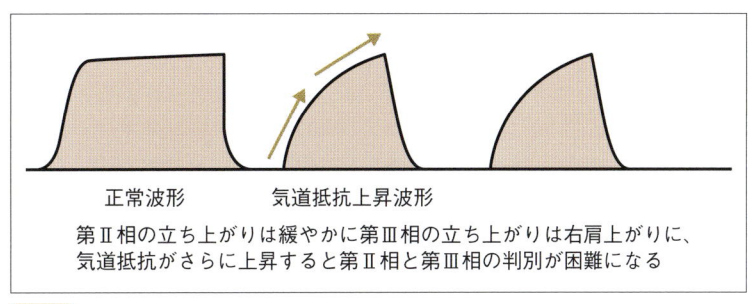

正常波形　　　　気道抵抗上昇波形

第Ⅱ相の立ち上がりは緩やかに第Ⅲ相の立ち上がりは右肩上がりに、気道抵抗がさらに上昇すると第Ⅱ相と第Ⅲ相の判別が困難になる

図9 気道抵抗の上昇

● **心原性の拍動（図10、11）**

　カプノグラム波形が途中から波を打つような形状を示すことがありますが、多くの場合、心原性の拍動（cardiac oscillation）が呼気波形を振動させることによって発生します。特に治療上は問題となることはありません。

　判別の方法としては、波形の振動の周期が心拍数と一致している場合に、心拍動を疑います。

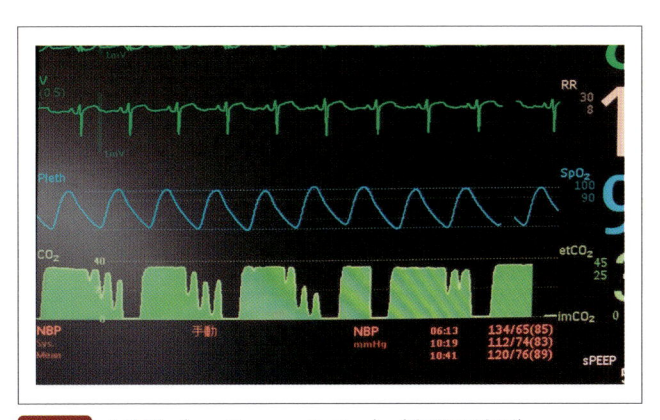

図10 心拍動（cardiac oscillation）（実際の波形）

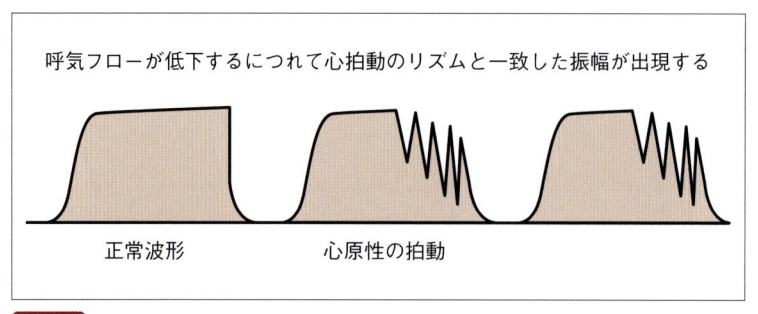

呼気フローが低下するにつれて心拍動のリズムと一致した振幅が出現する

正常波形　　　　心原性の拍動

図 11　心原性の拍動（cardiac oscillation）

●自発呼吸の出現（図 12）

通常であれば第Ⅲ相はわずかに右肩上がりの波形となりますが、第Ⅲ相に小さなくぼみが出現することがあります。これは自発呼吸の出現によるもので低換気や麻酔から覚めてきている場合に発生します。

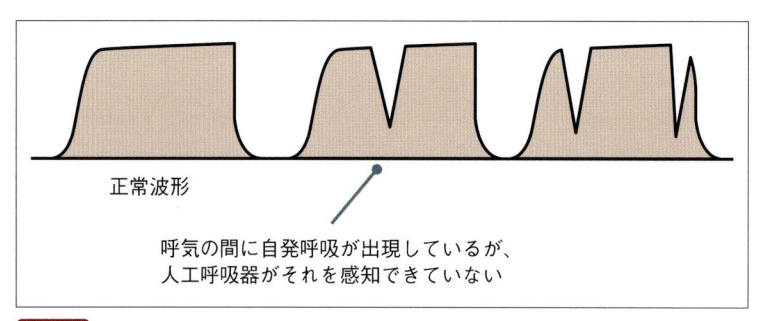

正常波形

呼気の間に自発呼吸が出現しているが、
人工呼吸器がそれを感知できていない

図 12　自発呼吸の出現

●食道挿管（図 13）

食道に挿管してしまった場合、換気を開始しても二酸化炭素を検出できないため波形はほぼフラットになります。挿管前のマスク換気や事前の炭酸飲料の摂取などによって二酸化炭素が検出されカプノグラム波形が描出されることもありますが[5]、換気を行うとすぐに、検出されることはなくなります。

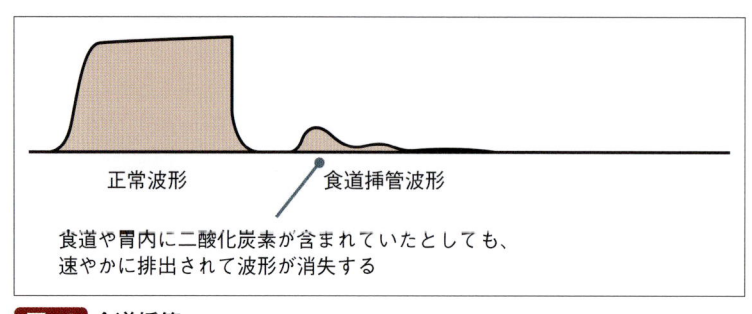

正常波形　　　　食道挿管波形

食道や胃内に二酸化炭素が含まれていたとしても、
速やかに排出されて波形が消失する

図 13　食道挿管

カプノメーター？ カプノグラム？ カプノメトリー？

$P_{ET}CO_2$ に関連する似たような用語はたくさんありますが、皆さん違いはご存知ですか？ 何となく使い分けている方もいると思いますが、もちろんそれぞれ名称には意味があります[6]（図14）。

・カプノメーター、カプノグラフ：$P_{ET}CO_2$ と呼吸中の吸気・呼気の二酸化炭素分圧を測定し、その波形を示す**装置**。
・カプノグラム：時間軸を横軸に測定値を縦軸に示し波形を**グラフ化**したもの。
・カプノメトリー：呼吸ごとに**二酸化炭素分圧を測定**すること。
・カプノグラフィー：二酸化炭素分圧の**測定、波形表示、記録などを行う**こと。

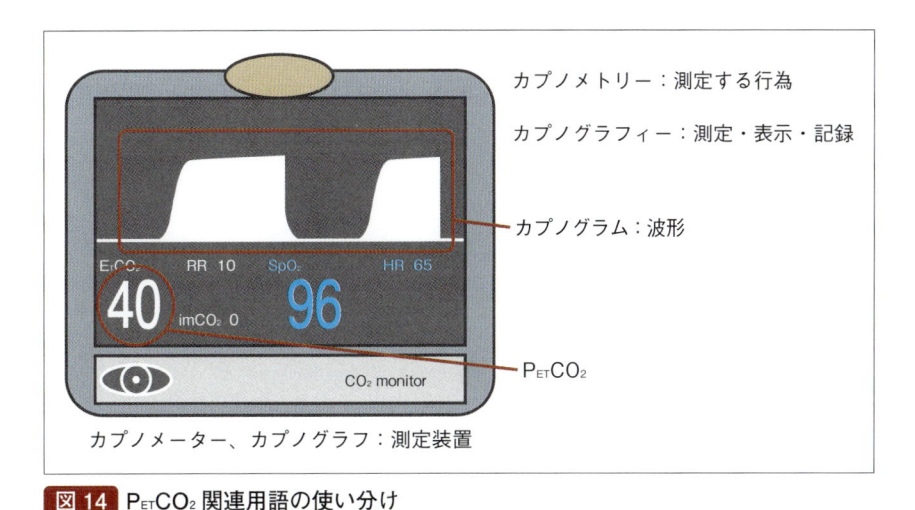

図14 $P_{ET}CO_2$ 関連用語の使い分け

$P_{ET}CO_2$（カプノメーター）"これ！"ポイント

▶ $P_{ET}CO_2$ は $PaCO_2$ と近似していますが、正常であっても少し低くなります。
▶ 気道狭窄や閉塞性呼吸器疾患では、$P_{ET}CO_2$ と $PaCO_2$ は大幅にずれることもあります。
▶ $P_{ET}CO_2$ は絶対的数値ではなく、相対的変化を観察しましょう。
▶ 数字だけではなく波形を読み解くことで、さまざまな情報を得ることができます。
▶ 呼気中の二酸化炭素を検出するので、挿管の成否にも使えます。

引用・参考文献

1) McArthur, CD. et al. AARC clinical practice guideline. Capnography/capnometry during mechanical ventilation--2003 revision & update. Respir Care. 48(5), 2003, 534-9.
2) Kerslake, I. et al. Uses of capnography in the critical care unit. BJA Educ. 17(5), 2017, 178-83.
3) 前掲書2), 179.
4) Thompson, JE. et al. Capnographic waveforms in the mechanically ventilated patient. Respir Care. 50(1), 2005, 100-8; discussion 108-9.
5) Qureshi, S. et al. The effect of carbonated beverages on colorimetric end-tidal CO(2) determination. Acad Emerg Med. 7(10), 2000, 1169.
6) 小松孝美. 呼吸 CO_2 モニター（基礎編）. 人工呼吸. 34(1), 2017, 51-4.

石橋一馬

⑤ 血液ガス分析

■1 検査の目的

　血液ガス分析を行う目的は、"呼吸"と"酸―塩基平衡"の状態を評価するためです。

■2 検査のタイミング

　高二酸化炭素血症が疑われる（肺気腫急性増悪や呼吸筋疲労、肥満低換気症候群など）とき、頻呼吸を認めるとき、意識障害や敗血症が疑われる患者が来院したとき、酸素療法や非侵襲的換気療法、人工呼吸管理を開始した後の治療効果を評価するときに行います。

■3 検査のポイント

　血液ガス分析の測定項目で特に大事なものとして、pH、動脈血酸素分圧（PaO_2）、動脈血二酸化炭素分圧（$PaCO_2$）、重炭酸イオン（$HCO_3{}^-$）の4項目が挙げられます。"呼吸"をみるために PaO_2、$PaCO_2$、"酸―塩基平衡"をみるために pH、$PaCO_2$、$HCO_3{}^-$ に着目します。

●基準値●

pH：7.4 ± 0.05	PaO_2：80〜100mmHg
$HCO_3{}^-$：24 ± 2mmol/L	$PaCO_2$：40 ± 5mmHg

血液ガス分析の重要性

　血液ガス分析は、臨床の現場で行う機会の多い検査でしょう。救急外来で呼吸困難やショック状態の患者が来院したとき、呼吸器科の定期受診時に肺気腫患者の呼吸状態の評価目的、あるいは入院中の呼吸不全患者の酸素流量や人工呼吸器の設定を変更したときなど行うシチュエーションはさまざまです。なぜそれほど血液ガス分析を施行する機会があるかというと、血液ガス分析で得られる情報量が多いためです。

基本的な血液ガス分析結果の読み方

　血液ガス分析の解釈についてはそれこそ本1冊書けるようなボリュームの内容なので、血液ガス分析の結果の読み方、解釈の仕方も何通りもあると思います。本稿で紹介するのは"呼吸についてみる"、"酸―塩基平衡についてみる"の2つです。

血液ガス分析結果：呼吸についてみる

■ステップ1：肺胞気式を知る

　まず、"呼吸"についてみていきます。呼吸が正常か否かのみつけ方ともいえます。われわれは口や鼻から呼吸をすると、空気は気道を通り肺に到達します。吸い込んだ空気のうち、肺胞にどれぐらいの酸素分圧があるかを示す式として、肺胞気式というものがあります。これは肺胞に吸い込んで入ってきた酸素分圧から、使われた酸素分圧を引くことで求められます。

●肺胞気式の考え方

　海抜0メートルでは、大気圧は760mmHgになります。大気のうち酸素が占める割合は21％ですので760 × 0.21mmHgが肺胞に到達する酸素分圧となりますが、大気が肺胞に到達する途中で47mmHg程度の水蒸気圧が除かれるので、実際に肺胞に到達する酸素分圧は（760 − 47）× 0.21 ≒ 150mmHgになります。

　さて肺胞はガス交換をする場所、簡単にいうと酸素と二酸化炭素を交換する場所です。われわれは通常酸素10に対して二酸化炭素8を交換しています（呼吸商といいます）。つまり、肺胞で10個酸素を使って8個の二酸化炭素が戻ってくるわけです。肺胞で使われた酸素分圧は肺胞気二酸化炭素分圧（P_ACO_2）/0.8となりますがCO_2は拡散しやすく肺胞内と血液内のCO_2は等しいためP_ACO_2/0.8 ＝ $PaCO_2$/0.8になります。

　以上まとめると、肺胞気酸素分圧（P_AO_2）＝（760—47）× 0.21—$PaCO_2$/0.8が、いわゆる肺胞気式になります。

■ステップ2：低酸素血症（PaO_2低下）をみたらまず$PaCO_2$値を確認
●呼吸からみる症例1

> **症例1：** 48歳男性。1週間前に感冒を罹患し数日前より両下肢筋力低下を自覚したため、近医を受診。総合病院で精査予定であったが、本日になり急速な呼吸困難と筋力低下の悪化を自覚し救急搬送。呼吸数28回/min、血液ガス分析の結果はpH 7.22, PaO_2 50mmHg、$PaCO_2$78mmHg、HCO_3^- 26mmol/Lであった。

　症例1をみたうえで、先ほどの肺胞気式に戻ってみましょう。症例1のP_AO_2は、（760 − 47）× 0.21 − 78/0.8 ≒ 52.5mmHg程度になります。酸素は肺胞から血液中に移動するのでP_AO_2がPaO_2より高いことはありません。このことからも、$PaCO_2$が上がればPaO_2は必ず下がることがわかります。

●肺胞低換気の理解

　以下に、呼吸を調節する部位を3つ紹介します。

①脳にある呼吸中枢　　　　　　→　呼吸をコントロールする。

②脊髄や末梢神経、呼吸筋、胸壁　→　呼吸の駆動となる。

③肺　　　　　　　　　　　　　→　ガス交換を行う。

$PaCO_2$ が上昇するのは、肺への空気の出入り自体が少なくなっているからで、原因は上記でいうと①と②といえます。これらを肺胞低換気と総称しています。代表的な疾患は、薬物中毒（呼吸中枢の抑制）や脊髄損傷、ギラン・バレー症候群や重症筋無力症・筋ジストロフィーといった神経筋疾患、肥満低換気症候群や側弯症といった胸壁疾患などが含まれます。

●症例の診断結果

症例1は、血液ガス分析の結果は $PaCO_2$ 上昇による PaO_2 低下、原因はギラン・バレー症候群による呼吸筋力低下に起因した肺胞低換気（呼吸駆動障害）という診断になりました。

■ ステップ3：次に AaDO₂ を確認

●症例2の見方

次に症例2を提示します。

> **症例2：** 72歳女性。基礎疾患に糖尿病がある。1週間前から咳嗽、喀痰と37℃台の発熱があり、昨日より呼吸苦を認め本日救急搬送となった。呼吸数 32回/min、体温 38.9℃、血液ガス分析の結果は pH 7.38、PaO_2 50mmHg、$PaCO_2$ 35mmHg、HCO_3^- 24mmol/L であった。

まず、ステップ2で解説した $PaCO_2$ をみます。$PaCO_2$ は 35 mmHg で正常範囲です。ではステップ1で解説した肺胞気式に当てはめてみると、$P_AO_2 = (760 - 47) \times 0.21 - 35/0.8 = 106$ mmHg 程度になります。しかし症例2の PaO_2 は 50mmHg とかなり悪いです。

● A-aDO₂ の理解

ここで肺胞気−動脈血酸素分圧較差（A-aDO₂）について説明をします。肺胞に到達した酸素は間質を通過し血管壁を通って動脈内に入っていきます（図1）。肺に何らかの異常があり、この酸素の移行＝ガス交換がうまくいかないと、P_AO_2 と PaO_2 の差が開大します。A-aDO₂ は $P_AO_2 - PaO_2$ で求められますが、正常値は年齢 × 0.3 以下です（ただし酸素濃度が 21％のときの話です）。

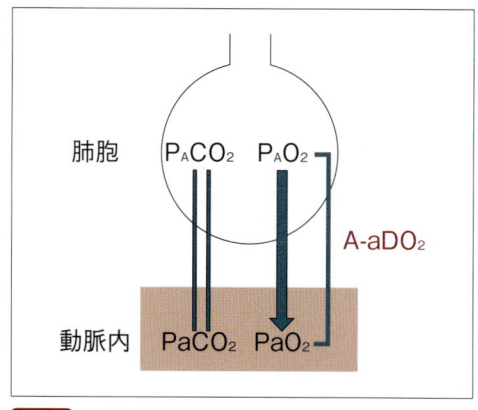

図1 肺胞気−動脈血酸素分圧較差（A-aDO₂）

● 症例 2 の診断

　症例 2 の AaDO₂ は 106 − 50 = 56 になります。基準値は 72 × 0.3 = 21.6 以下ですので明らかに高く、ガス交換障害があるといえます。X 線および CT 検査では両肺に肺炎像を認め、血液ガス分析の結果は A-aDO₂ 開大による PaO₂ 低下、原因は肺炎によるガス交換障害でした。ちなみに症例 1 の AaDO₂ は 52.5 − 50 = 2.5 と正常でした。

■ステップ 4：A-aDO₂ が上昇する原因を分ける

　肺が悪くて A-aDO₂ が上昇する病態はさまざまですが、一つ予測できるものがあり、それは「シャント」です。シャントがあると、酸素投与に対する低酸素血症の改善が不良になります。肺内でシャントが起きる代表例は急性呼吸促迫症候群（acute respiratory distress syndrome；ARDS）です。ARDS は肺胞が虚脱し血液からの酸素を受け取れない重症な病態であるため、高濃度の酸素を投与してもなかなか酸素化が改善しません。ほかに肺動静脈奇形も肺内シャントを起こす疾患です。実はシャントは肺内だけでなく、心臓内にも起こることがあります。卵円孔開存、心房中隔欠損、心室中隔欠損も低酸素血症と酸素投与に対する反応性不良を示します。

■呼吸からみた血液ガスの解釈まとめ

　以上血液ガス分析結果を、"呼吸"からみた解釈をまとめます。

① PaCO₂ を確認→上昇していれば呼吸コントロールあるいは呼吸駆動に異常＝肺胞低換気。

② A-aDO₂ を確認→上昇していれば肺に異常（ガス交換障害）。

③酸素投与への反応性→乏しければシャント、改善すればシャント以外の肺の異常（換気血流不均衡や拡散障害）。

　例えば、PaCO₂ が上昇し A-aDO₂ も上昇していれば肺胞低換気＋肺の異常となります。

血液ガス分析結果：酸−塩基平衡についてみる

■酸は CO₂・アルカリは HCO₃⁻

　次に酸−塩基平衡について解説していきます。酸−塩基平衡を化学式で簡単に示すと以下のようになります。

$$CO_2 + H_2O \leftrightarrows H^+ + HCO_3^-$$

　CO_2 が多いと、この式は右へ進みますので H^+ が増えます。逆に HCO_3^- が多いと、この式は左へ進み H^+ は減ります。**つまり、CO_2 を酸、HCO_3^- をアルカリと考えます。CO_2 は肺から出ていき、HCO_3^- は腎臓で再吸収されますが、通常はこの両者がうまくバランスを取り、酸−塩基平衡を保っています。**

■酸−塩基平衡障害は 4 種類

　CO_2 と HCO_3^-、この 2 つのバランスで pH が酸性に傾くか、アルカリ性に傾くかが決まります。$PaCO_2$ が 40mmHg、HCO_3^- が 24mmol/L のときにちょうどバランスが良く pH は 7.4 になります。

酸性に偏り pH が低くなることをアシドーシス、アルカリ性に偏り pH が高くなることをアルカローシスといいます。これら双方とも、それぞれ「呼吸性調節が障害されるもの」「代謝性調節が障害されるもの」という 2 つの原因をもっています。$PaCO_2$ が増えて酸性に偏ることを呼吸性アシドーシス、HCO_3^- が減って酸性に偏ることを代謝性アシドーシスといいます。逆に $PaCO_2$ が減ってアルカリ性に偏ることを呼吸性アルカローシス、HCO_3^- が増えてアルカリ性に偏ることを代謝性アルカローシスといいます（図2）。

酸−塩基平衡障害に対する代償

酸−塩基平衡障害を説明しましたが、かたやわれわれの体には pH を正常に戻そうとする機能も存在します。これを代償機能と呼びます。症例 1 は呼吸に問題があり $PaCO_2$ が上昇した呼吸性アシドーシスがありますが、このような場合、腎性代償という機能で HCO_3^- を増やして pH を正常に戻そうとします。一方、腎不全や敗血症などで HCO_3^- が減り代謝性アシドーシスになった場合は、呼吸性代償で $PaCO_2$ を減らして pH の正常化を図ります。

●代償機能の 2 つの特徴

この代償機能ですが、下記のような特徴があります。1 つ目に、上述したように呼吸性アシドーシスは $PaCO_2$ 上昇で起こりますが、HCO_3^- 増加で代償されるというように、**$PaCO_2$、HCO_3^- はいずれも増える、もしくは減るという動きをします**。もし $PaCO_2$ が下がっているのに HCO_3^- は上がっているという場合は、酸−塩基平衡障害が複数存在している可能性があります。2 つ目に**呼吸性代償は速やかに補正が進みますが、腎性代償は時間がかかります。2〜3 日以内に代償する急性代償と、それ以上の日数をかけて代償する慢性代償があるのです。**

代償の目安

酸−塩基平衡障害に対して代償が起きたときの目安というものが存在します。これも各書籍で多少異なりますが、おおむね次のようなものです。覚えておくと便利です。

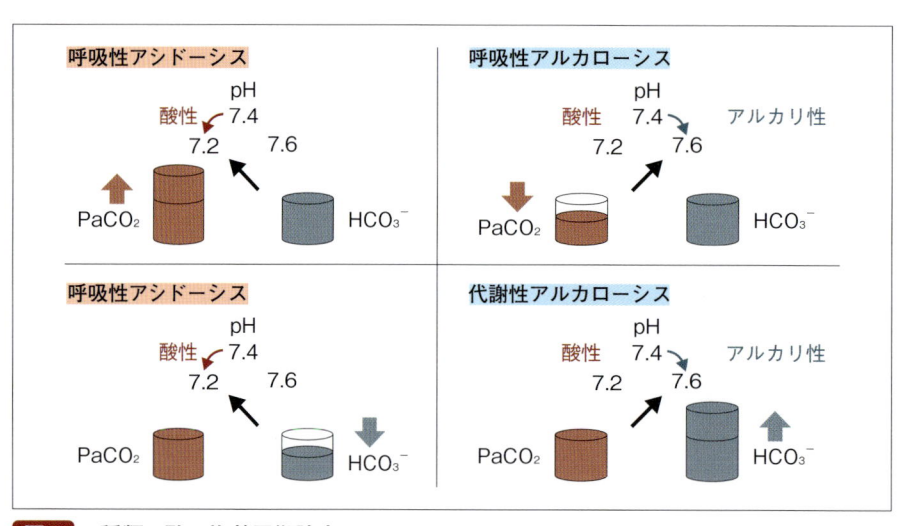

図2 4 種類の酸−塩基平衡障害

代謝性アシドーシス	：HCO_3^- 1mmol/L ↓	➡	$PaCO_2$ 1.2mmHg ↓
代謝性アルカローシス	：HCO_3^- 1mmol/L ↑	➡	$PaCO_2$ 0.7mmHg ↑
呼吸性アシドーシス	：（急性）$PaCO_2$ 10mmHg ↑	➡	HCO_3^- 1mmol/L ↑
	（慢性）$PaCO_2$ 10mmHg ↑	➡	HCO_3^- 3.5mmol/L ↑
呼吸性アルカローシス	：（急性）$PaCO_2$ 10mmHg ↓	➡	HCO_3^- 2mmol/L ↓
	（慢性）$PaCO_2$ 10 mmHg ↓	➡	HCO_3^- 4mmol/L ↓

■酸−塩基平衡からみる血液ガス分析結果の読み方

　酸−塩基平衡からみる血液ガス分析結果の具体的な読み方について、解説します。次に示すステップ1〜4の順にみてきみましょう。

ステップ1：pHをみて、アシドーシスかアルカローシスか判断する。

ステップ2：原因が呼吸性か代謝性かを $PaCO_2$ と HCO_3^- をみて判断する。

ステップ3：代償がされているか計算する。

ステップ4：代償されていないときは、ほかの酸−塩基平衡障害があるか調べる。

代謝性アシドーシスの場合はさらに追加事項がありますが、これは後程述べます。

●酸−塩基平衡からみる症例1

　ではまず、症例1について読み解いていきます。

ステップ1：pHは7.22ですので、アシドーシスです。

ステップ2：$PaCO_2$ 上昇が原因なので、呼吸性です。

ステップ3：急性か慢性かですが "本日になり呼吸苦" とのことですので急性と思われます。HCO_3^- は（78 − 40）/10 × 1 = 3.8mmol/L 程度上がるはずです。24 + 3.8 = 27.8mmol/L が予想値になり、実測値は26mmol/L です。予測値と実測値の差が ±2程度は許容できますので、症例1は代償されているといえます。

ステップ4：ステップ3の結果から代償されており、ほかの酸−塩基平衡障害はなしです。

　以上よりまとめると、急性呼吸性アシドーシスであり、原因はギラン・バレー症候群による呼吸筋力低下に起因した肺胞低換気（呼吸駆動障害）という結果になります。

●酸−塩基平衡からみる症例3

　次に症例3についてみてきます。

> **症例3：** 22歳男性。友人とバーベキューをした後から頻回の嘔吐を認め、救急外来を受診した。血圧80/50mmHg、心拍数112回/min。血液ガス分析結果は、pH 7.48、PaO_2 83 mmHg、$PaCO_2$ 49mmHg、HCO_3^- 38mmol/L であった。

これを前述したステップ 1〜4 の順に読み解いていきます。

<u>ステップ 1</u>：pH は 7.48 ですので、アルカローシスです。

<u>ステップ 2</u>：HCO_3^- 上昇が原因なので、代謝性です。

<u>ステップ 3</u>：$PaCO_2$ ですが、（38 − 24）× 0.7 = 9.8mmHg 程度上がるはずです。40 + 9.8 = 49.8mmHg が予想値になり、実測値は 49mmHg ですので代償されているといえます。

<u>ステップ 4</u>：ステップ 3 の結果から代償されており、ほかの酸−塩基平衡障害はなしです。

　よって、症例 3 は嘔吐（おそらく食中毒）による代謝性アルカローシスという結果になります。ちなみに $A\text{-}aDO_2$ は 88.5 − 83 = 5.5 と正常でした。

● **酸−塩基平衡からみる症例 4**

　次は症例 4 について読み解いていきます。

> **症例 4：** 30 歳女性。3 日前から嘔気と激しい水様性下痢（1 日 10 回程度）を主訴に内科外来を受診した。血液ガス分析結果は pH 7.31、PaO_2 90mmHg、$PaCO_2$ 34mmHg、HCO_3^- 20mmol/L であった。

<u>ステップ 1</u>：pH は 7.31 なので、アシドーシスです。

<u>ステップ 2</u>：HCO_3^- 低下が原因なので代謝性です。

<u>ステップ 3</u>：$PaCO_2$ ですが、（24 − 20）× 1.2 = 4.8mmHg 程度下がるはずで、予測値は 35.2、実測値は 34 なので代償されています。

<u>ステップ 4</u>：ほかの酸−塩基平衡障害はなしです。

　さて、代謝性アシドーシスの場合はこの後に 1 ステップ追加があります。それはアニオンギャップです。

● **代謝性アシドーシスの場合はアニオンギャップの測定が有用**

　体内の陽イオンと陰イオンの数は一緒です。陽イオンは Na^+ + K^+ + そのほかの陽イオン、陰イオンは Cl^- + HCO_3^- + そのほかの陰イオンとなります。ただこれらすべてのイオンを計算できるわけではないので、<u>臨床で実用できるように簡略化したのがアニオンギャップ =</u> Na^+ − （Cl^- + HCO_3^-）です。わかりやすくいうと、<u>アニオンギャップは測定できない陰イオンの集まりで基準値は 12mmol/L です。</u>注意点として低アルブミン血症があります。アルブミンは血液中では陰イオンとして存在しています。アルブミンが下がるとアニオンギャップも下がるため、補正する必要があります。アルブミンが 1g/dL 低下すると、アニオンギャップは 2.5mmol/L 下がります。そのためアルブミン値 4g/dL を基準値として、補正アニオンギャップ = アニオンギャップ + 2.5 ×（4 − 血清アルブミン）ということになります。

● **症例 4 の診断**

　さて症例 4 ですが受診時の電解質は Na^+ 140mmol/L、Cl^- 108mmol/L でした。HCO_3^-

20mmol/L であったため、アニオンギャップは 140 − (108 + 20) = 12 と正常範囲になります。**代謝性アシドーシスでアニオンギャップが正常の場合、HCO$_3^-$ 減少分をそのまま Cl$^-$ が増えているという状態で、原因は下痢や尿細管性アシドーシスが多いです。**症例 4 はアニオンギャップ正常の代謝性アシドーシスで、原因は下痢でした。

●酸−塩基平衡からみる症例 5

次は症例 5 です。

> **症例 5：** 54 歳男性。健診受診歴なし。以前より口渇感や多飲・多尿を自覚していたが、1 週間前より全身倦怠感と食欲不振・嘔気があり、救急外来を受診した。
> 採血結果は Na$^+$ 134mmol/L、Cl$^-$ 98mmol/L、血糖 445mg/dL、BUN 24.8mg/dL、Cr 1.2mg/dL。血液ガス分析結果は pH 7.25、PaO$_2$ 97mmHg、PaCO$_2$ 26mmHg、HCO$_3^-$ 12mmol/L であった。

ステップ1：pH は 7.25 なので、アシドーシスです。

ステップ2：HCO$_3^-$ 低下が原因なので、代謝性です。

ステップ3：PaCO$_2$ ですが (24 − 12) × 1.2 = 14.4mmHg 程度下がるはずなので、予測値は 25.6、実測値は 26 なので代償されています。

ステップ4：ほかの酸−塩基平衡障害はなしです。

ステップ5：アニオンギャップは 134 − (98 + 12) = 24 と上昇しています。

代謝性アシドーシスでアニオンギャップが増加している場合は、HCO$_3^-$ が減った分をもろもろの陰イオンが増えているという状態です。原因は乳酸アシドーシス（ショック状態）、ケトアシドーシス（糖尿病性、アルコール性）、腎不全、中毒（アスピリン、メタノールなど）が挙げられます。

よって、症例 5 はアニオンギャップ増加の、代謝性アシドーシスであり、原因は糖尿病性ケトアシドーシスでした。

血液ガス分析結果を治療に役立てる

血液ガス分析の結果を解釈するのは、目の前の患者の病態理解とその治療に役立てるためです。例えば症例 1 ですが、肺胞低換気による II 型呼吸不全でした。ギラン・バレー症候群で急速に呼吸不全が進行しており、換気補助が必須であり気管挿管・人工呼吸管理とギラン・バレー症候群に対する治療が必要になります。症例 2 は肺炎による I 型呼吸不全でした。酸素投与と抗菌薬による加療を開始しますが、酸素投与への反応性の評価が重要で、酸素化の改善が乏しければシャント、つまり ARDS を想定した治療を迅速に開始する必要があります（一応、心内シャントも除外してください）。呼吸管理としては持続気道陽圧（CPAP）や高流量鼻カ

ニュラ酸素療法（HFNC）が必要です。症例5は糖尿病性ケトアシドーシスであり、輸液・インスリン静注で初療を開始しました。

まとめ

　血液ガス分析の基本的な解釈を中心に解説いたしました。皆さまの実臨床・看護に少しでもお役に立てればと思います。

血液ガス分析 "これ！" ポイント

- ▶ $PaCO_2$ が上昇するのは呼吸コントロールあるいは呼吸駆動に異常があるためです。
- ▶ $AaDO_2$ が上昇するのは肺に異常（ガス交換障害）があるためです。
- ▶ 酸−塩基平衡障害は4種類、酸性に傾く呼吸性アシドーシス、代謝性アシドーシスとアルカリ性に傾く呼吸性アルカローシス、代謝性アルカローシスです。
- ▶ 血液ガスの酸−塩基平衡障害は4つのステップで読んでいきます。

茆原雄一

⑥-1 呼吸困難の評価（総論）

1 検査の目的

呼吸困難は、特に呼吸器および循環器疾患における重要な症状ですが、そのほかにも、極めて多くの病態や疾患で自覚されます。特に急性の呼吸困難は生命に直結するような重大な原因である可能性もあり、慢性の場合は、多くの鑑別疾患があり、複数絡み合って生じていることも多いです。呼吸困難に適切に対処するためには、患者における呼吸困難がなぜ生じているのかを評価する必要がありますし、そのためには、どのような診察や検査が必要かを体系立てて理解、分析して、実践できるようにしておく必要があります。

2 検査のタイミング

患者が呼吸困難を訴えたときだけでなく、患者の受診のたび、運動中や増悪などで症状の変化したとき、薬物治療やリハビリテーションといった医療介入を行った前後、などさまざまなタイミングで評価の対象となります。

3 検査のポイント

呼吸困難の原因や機序は多岐にわたり、複雑なので、その評価は単純なものではありません。ただし、ある一定のパターン、手順はあります。早急に評価して緊急に対処しなければならないものか、ゆっくり結果を見ながら検討していってもいいものか、それも含めて実践を繰り返して慣れていくようにしましょう。

呼吸困難の機序と表現

呼吸困難は、呼吸器や循環器疾患など、多くの病態や疾患で自覚され、一般に、「呼吸の際に感じる不快な主観的な感覚」と定義されます。その感覚は、同じ状況下であっても、疾患があるかどうかだけではなく、個々人の環境や経験、文化などによっても異なり、評価は困難です。そもそも呼吸困難の発生は複雑で、未知の部分も多く、一概に共通のチャートで語れるものではないのですが、その機序から簡単に整理してみましょう。

気道、肺、胸壁、呼吸筋には、受容器が存在します。受容器には、化学受容器、機械受容器、伸展受容器などがあります。このような感覚受容器が活性化すると、求心性のインパルスが脳幹、大脳辺縁系、大脳皮質に運ばれ、統合処理されます（図1）[1]。ここでは心理的因子が呼吸困難を増幅する可能性があります。そして、中枢神経系は、横隔神経や胸郭脊髄神経を介して呼吸筋に運動指令を発信します。呼吸困難は、呼吸するための求心性の情報と、出力された呼吸できる力（呼吸筋力）との間に不均衡があるときに生じると考えられています〔運動指令

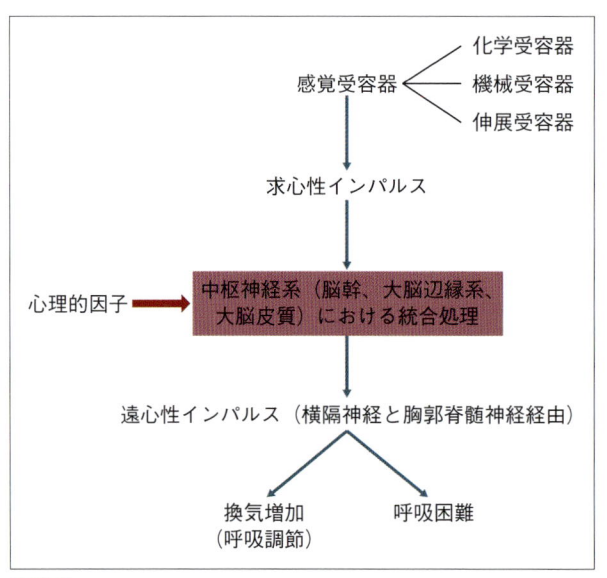

図1 呼吸調節における呼吸困難認識のプロセス（文献1より引用改変）

（motor command）説]。例えば、COPD患者ですと、動的肺過膨張により呼吸筋力が低下しており、運動時に換気を増大させることができず、相対的に大きな呼吸出力が必要となり呼吸努力感が高まって呼吸困難を自覚するわけです。いずれにせよ、呼吸困難は、種々の刺激を受けて受容器から生じる複雑なシグナルの相互作用の産物なわけです。

さて、患者が呼吸困難を表現する仕方は、「息苦しい」「息ができない」「胸が圧迫される」「空気が欲しい」「胸がつまる」など多様です。これらを、呼吸困難の病態や機序と照らし合わせて、疾患の状況と関連づけるような取り組みをされてきたことがありました。この表現用語の解析から、呼吸困難を表現する上において、多様性（ある疾患において複数の記述句を使用する）、特有性（疾患ごとに一定の特徴的な記述句がある）、共有性（異なった疾患でも共有する記述句がある）という特性があることが証明されています[2]。

呼吸困難の症候と鑑別

呼吸困難から、起因する疾患を想定する際、呼吸困難の特徴をよく聴取することが重要です。例えば、ゆっくり慢性的に進行するような呼吸困難からは、COPD、間質性肺疾患、心不全、肺高血圧症といった疾患を想起させます。「突然に発症し」、患者も発症の日時がわかるような呼吸困難からは、気胸、肺梗塞、心原性イベント、異物誤嚥などを想像します。そのほかにも、「増減する」「咳嗽を伴う」「喘鳴がある」「夜間悪化する」呼吸困難から、ある程度推定する疾患があり、**表1**にまとめました[3]。このように、呼吸困難の特徴、つまり、時間経過、持続性、症状の有無（咳、喘鳴、痛み）、時間帯などをよく聞くことが、疾患を鑑別していくのに有効です。

表1 呼吸困難の症候と主な疾患（文献3より引用改変）

ゆっくり進行する症状	COPD、間質性肺疾患、うっ血性心不全、肺高血圧症
突然発症する症状	気胸、肺塞栓、異物誤嚥、心原性イベント、声帯機能不全
増減する症状	喘息
慢性咳嗽を伴う呼吸困難	気道疾患、逆流性食道炎、間質性肺疾患
喘鳴	喘息、COPD、うっ血性心不全
夜間症状	喘息、COPD、うっ血性心不全、逆流性食道炎、睡眠時無呼吸症候群

表2 慢性呼吸困難の主要原因疾患（文献3より引用改変）

呼吸器系	COPD	神経筋性	中枢神経系疾患
	気管支喘息		神経筋疾患
	上気道閉塞		胸壁異常
	間質性肺疾患	心因性	過換気症候群
	肺がん		心因性の疾患
	肺血管疾患	その他	デコンディショニング
	胸水、気胸など胸膜疾患		肥満
	他の換気・血流不均等の原因		逆流性食道炎
循環器系	心不全		貧血
	冠動脈疾患		代謝性アシドーシス
	心筋症		甲状腺疾患
	弁膜疾患		妊娠
	不整脈		腹水
	心膜疾患		薬物

　また、時間経過でいくと、突然もしくは数時間以内に発生する急性呼吸困難は生命を脅かすものがあり、迅速に緊急性・重症度を評価し、対応することが必要です。心原性イベント、肺梗塞などのほか、外傷や事故は、その時の状況をよく確認する必要があります。その一方で、安静時や労作時に息切れを自覚するようなことが数週間以上続く慢性呼吸困難は、急性と比して、鑑別疾患が多いことが特徴です。呼吸器疾患が最も多いですが、循環器疾患、神経筋疾患、心因性など、いろいろな原因で起こることに注意しましょう（**表2**）[3]。一般クリニックで遭遇する呼吸困難で多いものとして、COPD、喘息、心不全、貧血、肥満、デコンディショニングが挙げられます。遭遇する頻度も考慮しながら、鑑別していくことになります。

診察現場における呼吸困難

呼吸困難の診療におけるポイント

次に、現場で呼吸困難を訴える患者の診療をしていく上でポイントになることを検討してみましょう。問診においては、表1にあるような呼吸困難の症候に加えて、安静時の症状の有無、胸痛の有無、体重の変化、通常の身体活動性、喫煙歴、妊娠の有無、既往歴・現病歴の有無、は確認しましょう。安静時から呼吸困難があれば重症な障害の可能性があり、その一方で心因性でも起こりうるので、要注意です。また、前述のように、胸痛を伴う場合は、虚血性心疾患、気胸、肺塞栓、胸膜炎といった疾患をある程度しぼることができますし、重大な疾患である可能性があります。体重の変化は、心不全、肥満、睡眠時無呼吸症候群、胸水・腹水貯留、といった鑑別に有用ですし、通常の身体活動性からは、デコンディショニングの可能性を推定できます。喫煙歴は、COPDや虚血性心疾患のリスクですから重要な情報です。既往歴や現病歴からは、呼吸困難がこれに関係したものかどうか、つまり、例えば、ベースにCOPDや心不全があればこれらの増悪なのか、基礎疾患から肺塞栓リスクを起こしやすい患者かどうかを予想することができるでしょう。

身体所見に関しては、特異的な所見は少ないのですが、貧血・チアノーゼの有無、甲状腺腫大の有無、浮腫の有無など、丁寧に診察しましょう。当然のことですが、呼吸困難の最多の原因である呼吸器や循環器疾患由来かどうかを検討する上で、肺音、心音は注意深く聴診しましょう。心雑音や心拍は、弁膜症や不整脈の有無に役立ちます。喘鳴があれば、喘息、COPD、心不全をまず疑い、呼吸音に左右差があれば、気胸や胸水を疑いますし、特に背部での捻発音の聴取は間質性肺疾患の診断において意義が高いので、聞き逃さないようにしましょう。また、バイタルサインとして、脈拍、血圧、呼吸数、SpO_2 の評価は、原因疾患の推定や緊急性の判定に極めて重要です。

呼吸困難の原因診断評価のための検査

つづいて、呼吸困難の原因診断評価のための検査について考えてみましょう。初期検査として、次のようなものがあります。

・パルスオキシメトリー：低酸素血症の有無、頻脈・徐脈・脈不整の有無、の判定に有用です。

・胸部X線写真：呼吸器系や循環器系疾患の有無のスクリーニングに必須の検査です。

・心電図：循環器系疾患判定のための基本検査です。

・採血：貧血の有無を確認するほか、目的に応じて、心原性マーカー（BNP、トロポニンなど）、D-ダイマー、甲状腺機能、腎機能などを測定します。

・スパイロメトリー：呼吸困難の原因が呼吸器系にあるかどうかを判定します。（閉塞性もしくは拘束性の）換気障害の判定、COPD、喘息、間質性肺疾患といった診断と重症度判定に重要なだけではなく、治療効果や、疾患の進行や増悪の判定、障害評価などに極めて有効です。肥満、サルコペニア、心疾患、神経筋疾患などでも呼吸機能に影響します。

・呼気NO：気道に好酸球性炎症があると上昇し、特に喘息の診断に役立ちます。

このような問診〜身体所見〜初期検査にても明らかな異常が見つからなければ、心エコー検査、胸部 CT、精密肺機能検査、気道過敏性検査、耳鼻咽喉科検査、などを考慮します。特に慢性呼吸困難の鑑別においては、運動負荷試験を実施し、実際に運動してみて、呼吸困難の程度や生理的指標の変化を見てみることが有用です。最も実施されているのは、6 分間歩行試験でしょう。自転車エルゴメータやトレッドミルのように、高価な機器を必要としませんので、手軽に実施できます。本当に運動能力が低下しているのか、運動中の SpO_2 や脈拍数の変動はどうか、呼吸困難の変化はどうか、呼吸困難は胸部由来か下肢由来か、など、注目してみます。

そのほか呼吸困難は、過換気や心因性といったメンタル的な要素にも影響されますし、必要に応じてさらに精密な検査として心臓カテーテル検査、換気血流シンチ、ポリソムノグラフィーなどありますが、特殊な検査のため、実施に際してはよく周囲とディスカッションして検討することが必要です。

呼吸困難の客観的評価

呼吸困難は臨床において重要なアウトカムになります。有用に使用するためには、この主観的な感覚を、質問票を用いて客観的に定量的に表現することになります。この質問票は、妥当性（質問票が適切に概念を表しているか）、信頼性（正確に安定して評価できるか）、反応性（変化を検出できるか）、などを科学的に検証することにより承認されます。こうして臨床現場や研究において、呼吸困難を評価する目的としては、(1) 呼吸困難の程度を相対的に評価する（分別性）、(2) 呼吸困難の変化を評価する（反応性）、(3) 将来起こり得る事象を予測する（予測性）、ことを主な検査の目的として評価します。

呼吸困難の評価には、(1) 実際に運動などの負荷を加えて身体活動中の呼吸困難を評価する直接法と、(2) 日常生活中に経験する呼吸困難を動作や身体機能への影響も考慮して質問票を用いて評価する間接法があります。呼吸困難を評価するシチュエーションや目的に応じて、どのように評価するのがいいか検討することが重要です。

エキスパートのエピソード

呼吸困難の評価と生命予後の強いつながり

私たちが 2002 年に発表した論文では、世界で初めて呼吸困難の評価が生命予後と強いつながりを持つことを証明しましたので[4]、紹介したいと思います。京都大学および関西圏 20 施設の多施設共同研究で、日本における COPD の予後を検討しました。227 人の安定期 COPD 患者を登録し、呼吸機能と Fletcher-Hugh-Jones 分類（従来日本で使用され、現在の MRC 息切れ分類と類似した呼吸困難を生じる日常活動のレベルを I〜V の 5 段階で評価したもの）で呼吸困難を評価し、5 年後の生命予後とその関係を調査しました。うち追跡可能者は 183 人（追跡率 81%）、死亡者 49 人（5 年生存率 73%、最多死因 COPD 関連死 22 人）でした。COPD 患者の主症状が息切れであることから、当時の米国胸部学会ガイドラインにおける 1 秒量に基づく重症度分類と、呼吸困難のレベルに基づく分類とで、生命予後との関係を比較しました。すると、1 秒量に基づく分

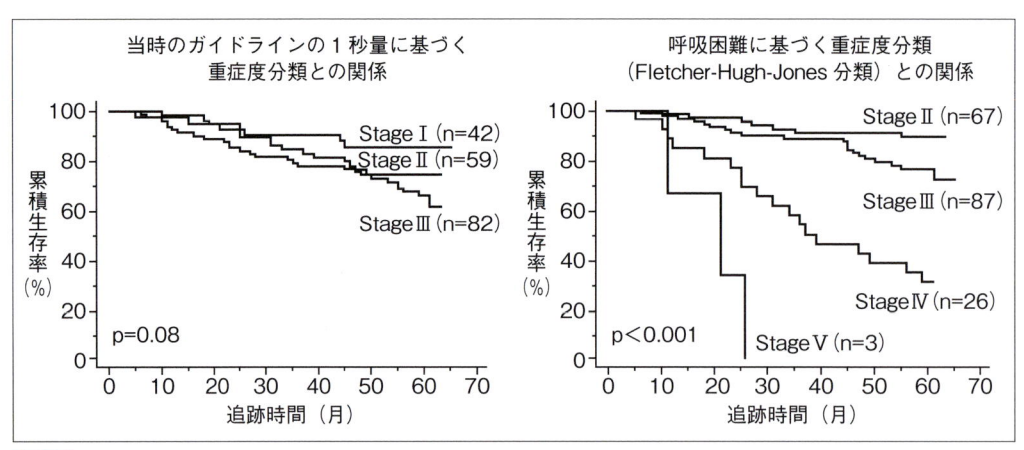

図2 COPD 患者における生命予後（文献4より引用改変）

類より、呼吸困難の分類は鋭敏に生命予後と関連していることがわかりました（図2）。COPD において呼吸困難は、気流制限、肺過膨張、拡散障害、低酸素、筋力低下、やせ、心機能低下、貧血などさまざまな要因が関与するため、単に気流制限の反映としての1秒量より、全身性因子も加えて包括的な重症度を評価していると考えました。

　この論文は、単に日本で初めての COPD の予後を調査した論文としてだけではなく、呼吸困難の評価が生命予後と関係する（呼吸困難の「予測性」）ことを証明し、呼吸困難の評価意義を高めたことにおいても重要です。COPD は従来、1秒量のレベルで重症度を決めていて、呼吸機能が single golden standard として認識されていましたが、現在は呼吸機能のみによらない呼吸困難も含めた多面的な評価が推奨されて、実践されています。また、呼吸困難の評価は、COPD 以外にも、肺線維症や心不全などでも、生命予後との有意な関係性が報告されています。

呼吸困難の評価 ▶ "これ！" ポイント

- ▶呼吸困難は、多くの疾患や病態で自覚され、複雑な経路を通して認識されるため、どのような因子・経路が関与しているかをよく考えて診療にあたるべきです。
- ▶急性の呼吸困難や特に痛みを伴う場合には、緊急の処置を要する原因もあるため、注意して診療する必要があります。
- ▶慢性呼吸困難は、鑑別疾患が多いので、呼吸困難の特徴や疾患の頻度などを考慮しながら検査を進めていき、診断に辿り着きますが、複数疾患・病態の影響があることがあります。
- ▶呼吸困難の原因がはっきりしない場合は、運動負荷試験を実施するのは、有効な手段です。
- ▶呼吸困難の評価には、validation された質問票を使って客観的評価をする習慣をつけましょう。

引用・参考文献

1）　Mahler, DA. et al. "Neurobiology of dyspnea". Dyspnea: Mechanisms, Measurement and Management Third Edition. Mahler D. et al. eds. Boca Raton(FL), CRC Press, 2014, 3-10.
2）　小賀徹. "呼吸困難の評価". 臨床呼吸機能検査　第9版. 東京, メディカルレビュー社, 2024, 213-20.
3）　小賀徹. "呼吸困難". わかりやすい内科学 第4版. 井村裕夫編. 東京, 文光堂, 2014, 913-5.
4）　Nishimura K. et al. Dyspnea is a better predictor of 5-year survival than airway obstruction in patients with COPD. Chest. 121（5）, 2002, 1434-40.

小賀　徹

⑥-2 呼吸困難の評価（各評価表の紹介）

1 検査の目的

呼吸困難は主観的な症状であり、複数の呼吸感覚と呼吸関連の不安や恐怖をもたらします。一方、労作時の呼吸困難は身体機能や運動耐容能の低下を招き、QOL や生存率と関連します。したがって、呼吸困難の検査の目的は、患者が経験している呼吸困難の推測に加えて、身体機能や日常生活に与える影響を把握することです。

2 検査のタイミング

安定期の呼吸器疾患において、安静時において無症状であっても、労作時に呼吸困難が見られることが多いです。したがって、日常の生活での呼吸困難が存在する場合には適切な評価が求められます。

はじめに

　全年齢層の 3％で日常生活での呼吸困難があり、65 歳以上の Medical Research Council（MRC）スコア≧ 2 の息切れの有症率は 20％です。また成人の 9～11％が安静もしくは低い身体活動中に呼吸困難を経験することが報告されています。加齢や肥満、妊娠、不安、慢性の呼吸器や循環器疾患において、呼吸困難の発生頻度は増します。

　呼吸困難の定義は 1999 年ならびに 2012 年に米国胸部疾患学会によって示されており、有名です。それは "a subjective experience of breathing discomfort that consists of qualitatively distinct sensations that vary in intensity" であり [1]、四半世紀たった今でも色褪せていません。この定義でも示されているように、呼吸困難は単一の感覚ではなく複数の感覚から構成された複合感覚です。詳細は後述しますが、空気飢餓感や呼吸努力感などの呼吸感覚が複数存在します。さらに、これらの複数の呼吸感覚と共に、不安や怖さなどの情動的・感情的要素が加わった多次元的要素が安静時ないしは労作時の患者の主観的経験として顕在化し、問題となります（図 1）。

　過去の重度の呼吸困難は、怖さや不安を惹起しやすく、負の記憶形成を誘導します。負の呼吸困難のエピソード記憶は、次の呼吸困難のエピソードにおいて呼吸困難を修飾し、悪化させます。したがって、呼吸困難は、過去から未来への時間軸でのエピソード間につながりを持ちます。特に、急性期の患者で呼吸困難の対応を行う際には、中等度以上の呼吸困難のエピソードは次のエピソードを修飾しやすいため、緩和的検討が求められます。

　本稿では、慢性呼吸器疾患における呼吸困難の評価に加えて、コミュニケーションが不可能な急性期や人工呼吸管理中の鎮静下にある患者の呼吸困難の評価を解説します。

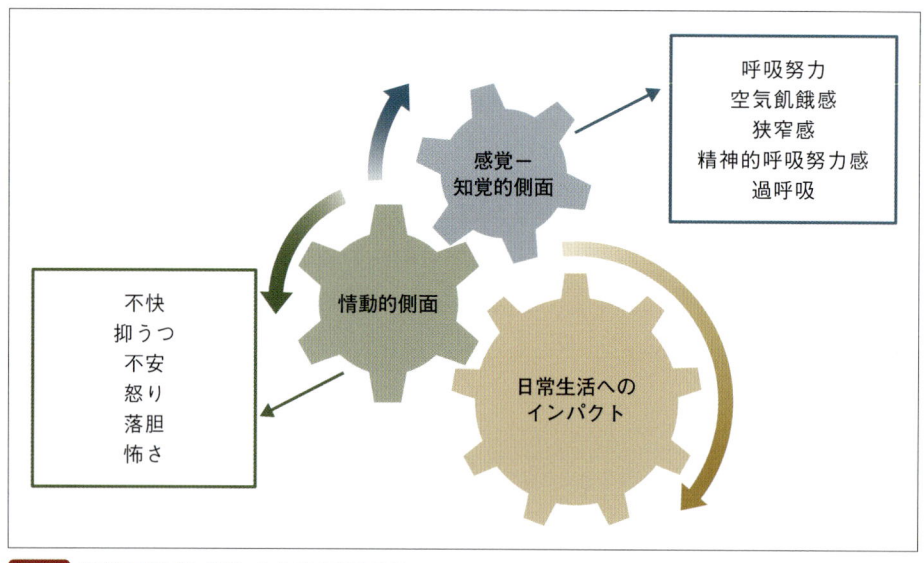

図1 呼吸困難感に関わる多次元的要素

（図中）
呼吸努力
空気飢餓感
狭窄感
精神的呼吸努力感
過呼吸

感覚―
知覚的側面

情動的側面

不快
抑うつ
不安
怒り
落胆
怖さ

日常生活への
インパクト

呼吸困難の評価

　呼吸困難のメカニズムは前稿で解説されているため、割愛させていただきますが、呼吸困難は複合感覚であるが故に、一般的に呼吸数や末梢動脈血酸素飽和度、1秒量などとの関連性は低く、既存臨床指標から推測することは難しいです。前述のとおり、異なる呼吸困難の種類が複数存在し（例えば、空気飢餓感や呼吸努力感、胸部狭窄感）、それぞれの感覚に強度が存在します。またそれぞれの呼吸困難の種類によって、呼吸困難のメカニズムが異なるため、呼吸困難の質と強度を評価することは、適切な呼吸困難治療につながる可能性があります。

　呼吸困難は主観的経験であるため、患者自身に記入してもらう質問票などを利用して評価する必要があります。呼吸困難の評価は主に間接的評価と直接的評価に分けることができます。前者は呼吸困難が日常生活や仕事などに与える影響を把握するものが多いです。一方、後者は呼吸困難が存在しているときまたは特定の期間の呼吸困難を Visual Analogue Scale（VAS）や Numerical Rating Scale（NRS）で聴取することが多いです。また呼吸困難評価の目的は日常生活や労作時の呼吸困難の重症度や変化を知ることであり、適切な評価表を選択する必要があり、代表的な評価表を以下に紹介します。

■ mMRC 質問票

　mMRC 質問票は、呼吸器疾患患者の息切れの程度を評価するために広く使用されているツールです。この尺度は、呼吸器疾患患者の息苦しさに関連する障害を測定するために開発された MRC 呼吸困難尺度の原型を応用したものであり、息切れを誘発するさまざまな身体活動の程度に基づき5段階で評価します[2]。質問票では、歩行ならびに坂道、更衣動作が含まれており、上下肢の動作時の呼吸困難を捉えることが可能ですが、更衣動作での呼吸困難がある場合はグレード分類が最下位の4となってしまいます。しかしながら、入浴後の更衣動作では比較

的軽症の症例でも呼吸困難を訴える場合もあり、グレード3の「平地歩行で100mもしくは数分での歩行で息切れのため立ち止まる」に該当しない症例でもグレード4の項目に該当する症例も存在するため、注意が必要です。

■ Baseline Dyspnea Index（BDI）および Transition Dyspnea Index（TDI）

　BDIは、呼吸困難による機能障害、呼吸困難が生じる仕事量、作業の程度の3つの要素のドメインについて面接形式で0〜4の5段階に分けて点数化し評価を行います。さらにTDIは、BDIの3つの要素についてベースラインからの変化を−3〜3の7段階に分けて点数化を行うもので、呼吸困難に対する治療効果の評価として使用されます。おおむね2〜3分で回答が可能であり、最小変化量（MCID）は1点と報告されています[3]。現在において、日本語に翻訳されたものの妥当性や信頼性の検討はなされていません。

■ Shortness of Breath with Daily Activities（SOBDA）

　SOBDA質問票は、一般的な日常生活における各活動中の息切れの重症度を評価します[4, 5]。SOBDAは、13の異なる活動をリストアップし、その日の各活動中の息切れの重症度を「全くない」＝1〜「今日はその活動をしなかったほどひどい」＝4までの5つの選択肢、または「その活動を行わなかった」ことを示す選択肢で、回答者がeダイアリーとして就寝前に記入します[4, 5]。

■ COPD アセスメントテスト（CAT）

　CATは咳嗽、呼吸困難、身体活動、睡眠、健康度から構成される8項目を0〜5点で点数化するものであり、呼吸器疾患特異的QOLを反映します。特に呼吸困難に関しては、3つ目と4つ目の質問において「息苦しさ」と「坂や階段での息切れ」を評価します。さらに5つ目と6つ目では、屋内生活の制限と外出についての質問があり、呼吸困難による制限の可能性を考えて、呼吸困難のスコアと合わせて、項目ごとの点数の確認を行いたいです。

■ 多次元的呼吸困難評価法

　呼吸困難の評価において、呼吸困難の感覚の種類や強度に加えて、情動的側面を包括的に問うものはありませんでした。Yorkeらが開発したDyspnea-12ならびにBanzettらのMultidimensional Dyspnea Profile（MDP）は、既存の評価ではなし得なかった呼吸困難の感覚的側面と情動的側面を多次元的に捉えて数値化するものであり、基礎や臨床研究において患者が経験する呼吸困難の本体に正面から迫るべく、それらを利用した報告が近年急速に増えています。

　MDPとDyspnea-12のトータルスコアとサブドメインスコアのMCIDは、がんや慢性閉塞性肺疾患（COPD）を含む呼吸循環器疾患患者について報告されています。COPD患者については、MDPのA1不快スコアのMCIDは約1点（0.58、95% CI：0.06〜1.10）と推定されています[6]。Dyspnea-12とMDPのMCIDは2週間後と6カ月後の評価で同程度であり、短期および長期の臨床試験で使用することが可能です。

Multidimensional Dyspnea Profile（MDP）[7]

　MDP は、感覚的側面の 5 項目と情動的側面の 6 項目の合計で 11 項目から構成されます。測定時間は、初回の場合 5 分程度要しますが、反復して測定すると 2、3 分程度で完了します。また Dyspnea-12 と異なり、必ず何をしているときの呼吸困難を質問するのか、期間を特定する必要があります。評価表は全体 4 ページで構成されます。初めのページでは、情的側面である A1 スケールである呼吸のつらさ（不快感）を NRS で 0〜10 で測定します。この A1 スケールでは、患者は自分の呼吸をどのように感じているか、呼吸がどの程度不快かを NRS に反映させる必要があります。注意すべき点は、呼吸の不快感を感覚の強さと混同させないことです。つまり、呼吸困難の症状の強さが増すにつれて呼吸の不快感が増すとは限らないことを理解させる必要があります。患者の適切な理解を図るために、説明文では、音楽が好きであれば大音量でも不快にならず、嫌いな音楽であれば小音でも不快になる旨の内容が記載されています。

　2 ページ目は、表 1 に示される呼吸困難の感覚的側面を選択します。まず、ステップ 1 で指定した期間の中で、患者が感じている感覚がどの呼吸困難の種類に該当するか、丸を付けてもらいます。種類は呼吸努力感、空気飢餓感、胸部狭窄感、精神的呼吸努力感、過呼吸を選択します。表 1 には、呼吸困難の種類の説明を記載します。該当しない場合には、選択しなくてよいです。次にステップ 2 で、「最も的確に表しているもの」に該当する種類に丸をつけてもらいます。

　3 ページ目では、5 つの感覚の強度を「全くない」の 0〜「考え得る中で最も強い」の 10 の NRS で点数化します。2 ページ目で、ステップ 1 で該当していない感覚の NRS は 0 で回答してもらいます。

　最後の 4 ページ目では、5 つの情動的側面を「全くない」の 0〜「考え得る中で最も強い」の 10 までの NRS で点数化します。

急性期呼吸管理における呼吸困難の評価

　肺障害予防のための肺保護戦略における低い一回換気量は、人工呼吸器による補助換気が呼吸デマンドを補わない場合に、呼吸デマンドと人工呼吸器の補助換気レベルとの間に不均衡が生じ、空気飢餓感を引き起こします。動脈血二酸化炭素分圧（$PaCO_2$）の急速な上昇は、不快な空気飢餓感を引き起こすことが知られています。さらに、鎮静による無意識下において、呼吸困難産生に寄与する頭皮質の活性化が観察されています。欧州呼吸器学会と欧州集中治療医学会は、このような無意識下における呼吸困難に関連した脳活動を、呼吸に関連した異常な、あるいは異常に解釈された信号に対する脳の反応の複合現象（an ensemble of brain responses to abnormal or abnormally interpreted respiratory-related messages）と定義し、呼吸関連脳サファリング（respiratory-related brain suffering；RRBS）と命名しています[8]。

　呼吸困難は米国胸部疾患学会においては主観的経験として定義されていますが[1]、客観的症状から呼吸関連脳サファリングを抽出するために、Respiratory Distress Observation Scale（RDOS）が開発されています。RDOS は心拍数、呼吸数、不穏の有無、逆説的呼吸の有無、頸部呼吸補助筋の使用、呻吟の有無、鼻翼呼吸の有無、怖さの顔面表情から点数化します。ICU 入室患者用（IC-RDOS）と人工呼吸管理中患者用（MV-RDOS）も開発されています[8]。

実際、MV-RDOS のスコアは傍胸骨肋間筋の筋電図で測定した吸気神経ドライブと有意に関連しており、MV-RDOS のスコアは呼吸困難強度を反映する吸気神経ドライブの予測指標となっています。また RDOS $\geq$ 3 もしくは MV-RDOS $\geq$ 2.6 の場合は呼吸関連脳サファリングの存在を疑い、緩和的対応の必要性が示唆されています[8]。

呼吸困難 "これ！" ポイント

▶ 呼吸困難は、単一の感覚でなく、複合感覚です。

▶ 強い呼吸困難感は、不安や恐怖などの情動的側面を有します。

▶ 鎮静下において、呼吸困難時にみられる脳活動を呈しており、呼吸関連脳サファリングとして、RDOS などの適切な評価の上、緩和的検討が求められます。

文献

1) Parshall MB, et al. An official American Thoracic Society statement: update on the mechanisms, assessment, and management of dyspnea. Am J Respir Crit Care Med. 185(4), 2012, 435-52.
2) Mahler DA, et al. Evaluation of clinical methods for rating dyspnea. Chest. 93(3), 1988, 580-6.
3) Witek TJ, Jr, et al. Minimal important difference of the transition dyspnoea index in a multinational clinical trial. Eur Respir J. 21(2), 2003, 267-72.
4) Howard K, et al. Development of the Shortness of Breath with Daily Activities questionnaire (SOBDA). Value Health. 15(8), 2012, 1042-50.
5) Watkins ML, et al. Shortness of Breath with Daily Activities questionnaire: validation and responder thresholds in patients with chronic obstructive pulmonary disease. BMJ Open. 3(10), 2013, e003048.
6) Ekström MP, et al. Minimal Clinically Important Differences and Feasibility of Dyspnea-12 and the Multidimensional Dyspnea Profile in Cardiorespiratory Disease. J Pain Symptom Manage. 60(5), 2020, 968-75. e1.
7) Banzett, RB. et al. Multidimensional Dyspnea Profile: an instrument for clinical and laboratory research. Eur Respir J. 45(6), 2015, 1681-91. doi: 10.1183/09031936.00038914. Epub 2015 Mar 18. PMID: 25792641; PMCID: PMC4450151.
8) Demoule A, et al. Dyspnoea in acutely ill mechanically ventilated adult patients: an ERS/ESICM statement. Intensive Care Med. 50(2), 2024, 159-80.

金﨑雅史

 **鎮痛・鎮静・せん妄の評価**

---

1 検査の目的

・患者の痛み・鎮静・せん妄に関して、客観的評価によりその程度や経時的推移を医療チームで共有する。

・鎮痛・鎮静に関して適切に評価・管理することは、重症患者の苦痛やストレスを軽減し、早期人工呼吸器離脱、早期リハビリテーション、せん妄の予防などを可能にする。

2 検査のタイミング

・J-PAD（Japanese-Pain、Agitation、Delirium）ガイドライン（2014年）では、患者の痛み・鎮静の評価は「勤務帯ごと4回以上と随時」、せん妄は「各勤務帯と随時」としている。

・患者の状態を適切にアセスメントして、「随時」評価するタイミングを決めることが重要である。

・多職種で目標を共有し、適切なタイミングを判断する。

3 検査のポイント

・信頼性と妥当性に優れている評価スケールを使用する。

・鎮静よりも痛みの評価と対応を優先させる。

・人工呼吸管理中は浅い鎮静を目指し、具体的な数値で目標を設定する。

・低活動型せん妄は過小評価される場合があるため注意する。

はじめに

　救急・集中治療領域の重症患者は、さまざまな痛みや苦痛を抱え、非日常的な体験とともに不安を募らせます。また、疾患や創傷に関連する身体的な痛みのほかにも、精神的・社会的・スピリチュアル的に全人的苦痛を抱えていると考えられます。患者の痛み・鎮静・せん妄に関して適切に評価されず、何も対応されないまま苦痛や不快な状況が続く場合は、患者の酸素消費量を増大させたり、せん妄を誘発したりします。これらは、人工呼吸管理やICU入室日数の延長につながりPICSの要因にもなるため、集中治療管理は患者の退院後も長期にわたり影響を及ぼすことを知っておく必要があります。そこで、適切な痛み・鎮静・せん妄の評価は非常に重要な位置づけとなりますが、信頼性・妥当性が確保されている評価ツールの使用により客観的に評価し、医療チームで共有することが重要です。

■痛みの評価

■評価ツール

　痛みの評価に使用するツールを表1にまとめています。患者が痛みを自己申告できるかどうか、気管挿管中または非気管挿管よって、使用するツールが変わります[1]。救急・集中治療領域では、看護師が客観的に評価できるツールとして、Behaval Pain Scale[2]（BPS）やCritical-Care Pain Observation Tool[3]（CPOT）などが広く使用されています。

■評価のタイミングとポイント

　痛みの評価は、鎮静の必要性を評価することにもつながるため、まず最初に患者の痛みについて適切に評価する必要があります。患者が痛みを訴えた場合以外にも、常に「痛みはあるもの」として評価のタイミングを見極める必要があります。痛みの評価により何らかの介入を実施した際も、その結果や患者の反応を評価することが重要です。痛みの評価とケアが途切れることのないよう、医療チーム内で共有します。

　PADISガイドラインでは、「鎮痛優先の鎮静」と「鎮痛基盤の鎮静」が推奨されており、鎮静目標を達成するために鎮静薬の前に鎮痛薬（通常はオピオイド）を使用すること、鎮静薬の代わりに鎮痛薬（通常はオピオイド）を使用することが重要としています。この推奨の実施に関しては、検証された評価ツールを用いた痛みや鎮静の定期的評価と、施設が鎮静よりも痛み治療を優先させるような評価主導型プルトコルを有していることが重要です[4]。

　一方で、評価ツールのみに依存することは、本質的な痛みの評価としては不十分な場合も多いと考えられます。たとえば、人工呼吸器との同調性について、患者の呼吸パターンや胸郭の

表1 患者の痛みの評価ツール

評価ツール	患者の状態	評価方法	要介入
VAS（Visual Analogue Scale）視覚アナログ尺度	自己申告可能	10cmの直線の両端に「痛みなし」・「最大の痛み」と記載し、患者に痛みがどのくらいの位置にあるかを示してもらい、「痛みなし」からの距離を測定する	＞3
NRS（Numeric Rating Scale）数値評価スケール	自己申告可能	0（痛みなし）～10（最大の痛み）の数字のうち痛みがどの数値か、口頭または視覚的に示してもらう	＞3
BPS（Behavioral Pain Scale）BPS-NI（Behavioral Pain Scale – Non-Intubated）	気管挿管中の患者（BPS）非挿管の患者にも使用可（BPS-NI）	表情、上肢の動き、人工呼吸器との同調性について1～4点で評価する。非挿管の患者では、人工呼吸器との同調性を「発声」として評価する	＞5
CPOT（Critical Care Pain Observation Tool）	気管挿管、非挿管のどちらの患者にも使用可	表情、身体の動き、筋緊張、人工呼吸器との同調性について、0～2点で評価する。非挿管の患者では、人工呼吸器との同調性を「発声」として評価する	＞2

（文献1をもとに作成）

動き、呼吸音、グラフィックモニタの観察など、患者の主観的・客観的情報や前回の評価など経時的な視点も考慮しながら、患者の痛みを総合的・全人的に評価して次の行動（看護実践）につなげます。

鎮静の評価

■評価ツール

患者に鎮静薬を使用する場合は、合併症・有害事象の予防に向け、鎮静深度を適切に評価する必要があります。過度の鎮静は、人工呼吸期間や ICU 入室期間を延長させ、PICS と関連することが指摘されています[5]。J-PAD ガイドラインでは浅い鎮静深度を目標とすることが推奨されており、評価ツールは Richmond Agitation-Sedation Scale（RASS）と Sedation-Agitation Scale（SAS）が、最も有用としています[2]。

鎮静深度に関して、「浅い鎮静」や「深い鎮静」の明確な定義はありません。鎮静深度の目安は、浅い鎮静：RASS = − 1 〜 − 2 もしくは SAS = 3、深い鎮静：RASS = − 3 〜 − 5 もしくは SAS = 1〜2、覚醒して落ち着いている：RASS = 0、SAS = 4 とされており、目標鎮静深度は RASS = − 2〜0、SAS = 3〜4 が良いとされています[2]。

■評価のタイミングとポイント

J-PAD ガイドラインでは、「各勤務帯ごと 4 回以上と随時」と評価のタイミングを規定していますが[2]、鎮痛評価と同様に患者の状態によって変化し、評価のタイミングはいつでも「随時」訪れます。また、患者の病態や背景などにより「深い鎮静」を必要とする場合もあります。その場合も、刻々と変化する患者の状態を的確に捉えて「随時」評価のタイミングを見極め、可能な限り早期に「浅い鎮静」として管理することが重要です。

同時に、医療チーム全体で鎮静深度の具体的な数値目標を共通認識するためには、各施設で鎮静プロトコルを策定する必要があり、その前提として、不穏の原因となる不安、痛み、せん妄、低酸素血症、低血糖、低血圧などを鑑別し、治療することが重要です[2]。鎮静プロトコルに基づき「浅い鎮静管理」を実践できれば、不必要な鎮静薬投与を減らすことになり、患者の覚醒とリハビリテーションおよび離床が促進され、人工呼吸管理の短縮化とせん妄を予防する効果が期待できます。しかし、浅い鎮静にすることで、患者の苦痛が増強する可能性もあります。その対策として、患者の痛みを適切なタイミングで評価し、リアルタイムで対応することが重要です。

せん妄の評価

■評価ツール

せん妄には過活動型、低活動型、混合型などいくつかのタイプがあり、低活動型せん妄は過小評価されることも多いため、鎮痛・鎮静の評価と同様に適切な評価ツールを用いる必要があ

ります。せん妄の適切な評価により、早期にせん妄を認識し、「修正可能な因子」に対して速やかに介入することが可能となります。

現在、信頼性と妥当性に優れたせん妄の評価ツールは、Confusion Assessment Method for the Intensive Care Unit（CAM-ICU、図1）と Intensive Care Delirium Screening Checklist（ICDSC、表2）であるとされています[2]。CAM-ICU は、鎮静深度の評価ツールである RASS と組み合わせて、患者が「今現在せん妄かどうか」を評価します。RASS − 3〜＋ 4 であれば、CAM-ICU 評価へ進みます。深い鎮静レベル（RASS − 4 または − 5）では、患者が反応できないため評価はできません。ICDSC は、過去 24 時間以内の状態を評価し、4 点以上でせん妄と判断します。また、ICU7 せん妄重症度スケールでは、CAM-ICU の所見に点数を割り付け、0〜2 点をせん妄 なし、3〜5 点を軽〜中等度せん妄、6〜7 点を重度せん妄と分類しています[7]。

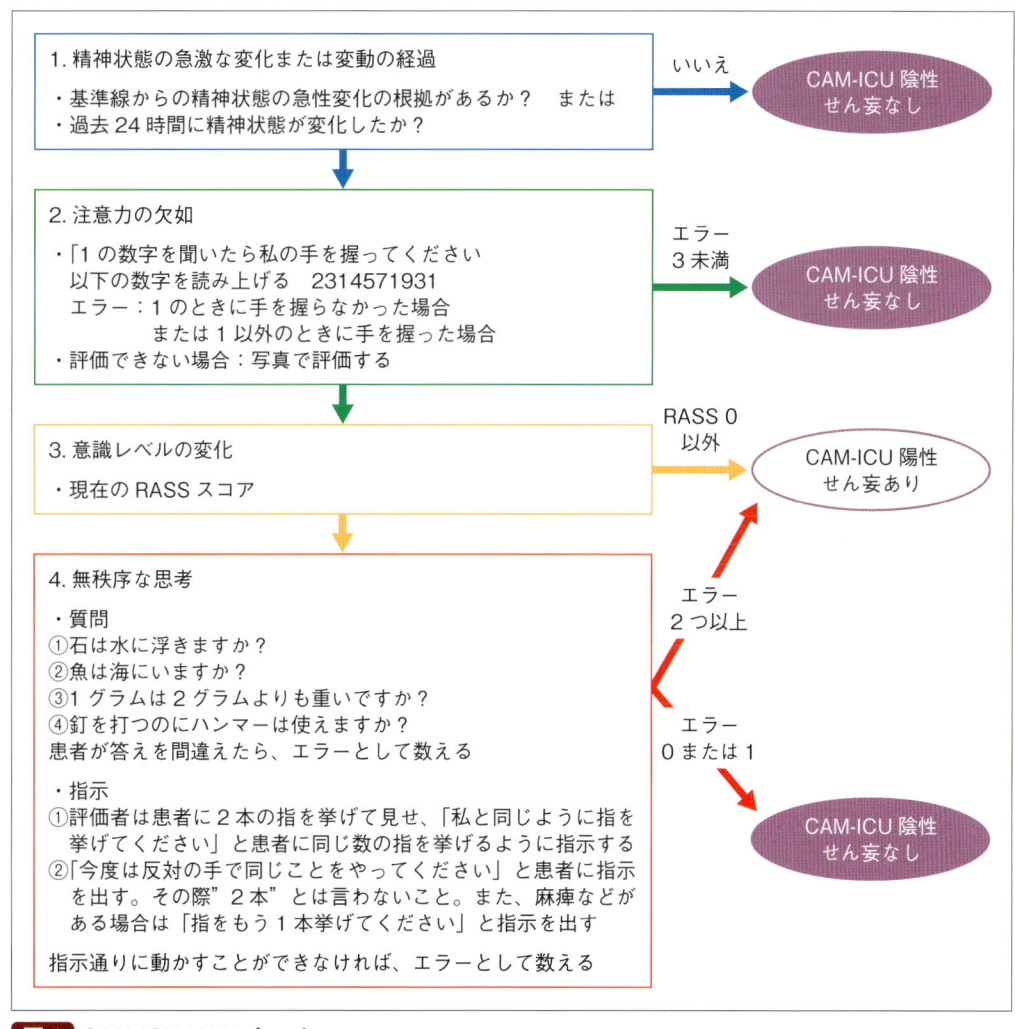

図1 CAM-ICU フローシート

ICU におけるせん妄評価法（CAM-ICU）トレーニング・マニュアル[6]より引用

表2 ICDSC（Intensive Care Delirium Screening）

説明	スコア0 or 1
1. 意識レベルの変化 （A）反応がないか、（B）何らかの反応を得るために強い刺激を必要とする場合は評価を妨げる重篤な意識障害を示す。もしほとんどの時間（A）昏睡あるいは（B）昏迷状態である場合、ダッシュ（ー）を入力し、それ以上評価を行わない。 （C）傾眠あるいは、反応までに軽度ないし中等度の刺激が必要な場合は意識レベルの変化を示し、1点である。 （D）覚醒、あるいは容易に覚醒する睡眠状態は正常を意味し、0点である。 （E）過覚醒は意識レベルの異常と捉え、1点である。	
2. 注意力欠如 会話の理解や指示に従うことが困難。外からの刺激で容易に注意がそらされる。話題を変えることが困難。これらのうちいずれかがあれば1点。	
3. 失見当識：時間 場所、人物の明らかな誤認。これらのうちいずれかがあれば1点	
4. 幻覚，妄想，精神障害 臨床症状として、幻覚あるいは幻覚から引き起こされていると思われる行動（たとえば、空を掴むような動作）が明らかにある。現実検討能力の総合的な悪化。これらのうちいずれかがあれば1点。	
5. 精神運動的な興奮あるいは遅滞 患者自身あるいはスタッフへの危険を予防するために追加の鎮静薬あるいは身体抑制が必要となるような過活動（たとえば、静脈ラインを抜く、スタッフをたたく）。活動の低下、あるいは臨床上明らかな精神運動遅滞（遅くなる）。これらのうちいずれかがあれば1点。	
6. 不適切な会話あるいは情緒 不適切な、整理されていない、あるいは一貫性のない会話。出来事や状況にそぐわない感情の表出。これらのうちいずれかがあれば1点。	
7. 睡眠／覚醒サイクルの障害 4時間以下の睡眠、あるいは頻回な夜間覚醒（医療スタッフや大きな音で起きた場合の覚醒を含まない）。ほとんど1日中眠っている。これらのうちいずれかがあれば1点。	
8. 症状の変動 上記の徴候あるいは症状が24時間のなかで変化する（たとえば、その勤務帯から別の勤務帯で異なる）場合は1点。	
合計点が4点以上であればせん妄と評価する	

（文献2をもとに作成）

■評価のタイミングとポイント

　J-PADガイドラインによれば、「各勤務帯と随時」評価することになっています[2]。患者の覚醒レベルはせん妄評価に影響する可能性があるため、鎮静評価による適切なタイミングの判断も必要です。

　一方で、せん妄スクリーニングの「欠点」も考慮する必要があります。CAM-ICUやICDSCによる評価でも正確な判定ができない場合もあり、不要な薬理学的または非薬理学的介入を行う可能性があります。せん妄と不穏を混同してしまう場合もあり、注意が必要です。このためせん妄評価はトレーニングを行う必要性も指摘されており、各施設における教育支援も重要です。CAM-ICUトレーニングマニュアルは日本語訳もあり、トレーニングサイトは無料で閲覧

できます[6]。

エビデンス

PADIS ガイドライン

　2013 年に、米国集中治療医学会より「痛み、不穏およびせん妄（pain, agitation, delirium; PAD）管理のための臨床ガイドライン」が発表され、2014 年には日本集中治療医学会より J-PAD ガイドラインが発表されました[2]。そのなかで、「患者管理で重要なのは医療者側の思い込みではなく、患者自身の訴えである。そのためには患者と密接にコミュニケーションをとり、痛みや不安をきめ細かく評価することが必要であり、このことが、『患者中心（patient centered）』という考え方につながる」としています。2018 年には、これに「不動化、睡眠障害（immobility, and sleep disruption）」が加えられた PADIS ガイドラインが発表され[4]、集中治療管理の指針として日本においても広く周知されています。

ABCDEFGH バンドル

2010 年に最初に提唱されたこのバンドルは、ICU 等に入室した重症患者に対して A〜H の項目を実践することで、集中治療後症候群（PICS）を予防すると言われています[8]。痛み・鎮静・せん妄の評価と関連が深い項目は A; assess, prevent, and manage pain（疼痛の評価、予防、マネジメント）、B; both spontaneous awakening trials（SATs）and spontaneous breathing trials（SBTs、覚醒トライアルと自発呼吸トライアルの実施）、C; choice of sedation／analgesia（鎮静薬／鎮痛薬の選択）、D; delirium monitoring and management（せん妄のモニタリングとマネジメント）、E; early mobility and exercise（早期離床）になります。

PICS

PICS は、重篤な病態の後に持続する身体的（呼吸機能や神経筋機能など）、あるいは認知的、精神的（外傷後ストレス障害［posttraumatic stress disorder; PTSD］、うつなど）な問題で、患者家族の精神面にも影響を及ぼすとされています[9]。PICS の予防として PADIS ガイドラインや ABCDEFGH バンドルの有用性が言われており[10]、これらは多職種協働のうえに成り立っているといえます。

エキスパートのエピソード

重症患者の不安と危機的状況に気づく

　70 歳の A 氏は、消化管穿孔により緊急手術となり、ICU で人工呼吸管理中でした。術後 2 日目の経過は良好で、RASS − 1、BPS3、CAM-ICU 陰性、意思疎通も可能でした。家族は患者の意識が戻りとても喜んでいましたが、看護師は A 氏が家族に反応しながらも無表情で、どこかしら「暗さ」があることが気になっていました。

　そこで、看護チームに働きかけて、CAM-ICU を用いて少し短い間隔でせん妄を評価し、身体拘束を実施せず非薬理的介入の必要性について話し合い、対策を講じました。また、患者が汎発性腹膜炎から敗血症を合併するリスクもあると考え、痛みや鎮静の状態も含め注意深くモニタリングを継続することとしました。夜になって、A 氏は血圧が低下、CAM-ICU も陽性となり、低活動型せん妄の状態とわかりました。この情報は医師とも共有され、適切な輸液・昇圧薬や抗菌薬など薬剤調整が実施されました。

　その後 A 氏は発熱と炎症データの上昇を認めましたが、全身状態は悪化することなく無事抜管

し、ICU を退室しました。後日 A 氏のもとを訪ねると、「ICU では何が何だかわからなかった。記憶もところどころ抜けている。あるときは怖い夢をみて、逃げ出したかったけど逃げられなかった。でも、確かにそこに看護師さんがいてくれたのはわかっている。助かったと思った」と涙ぐみながら話しました。CAM-ICU は陰性でも、患者の様子が「何かおかしい」と感じるところから始まる看護師の臨床推論は、非常に有効なケアにつながるときがあります。いつも患者の傍にいる看護師の気づきとアセスメントにより、評価ツールのみに依存しないケアが可能となります。また、せん妄症状は全身状態の悪化を反映している可能性もあります。もし A 氏がせん妄だからといって ICU で身体拘束を実施した場合は、せん妄の悪化を招いていた可能性があり、妄想的体験から PTSD につながるリスクもありました。重症患者では、刻々と変化する状態を的確に捉えるために、適切な痛み・鎮静・せん妄の評価を実施することは非常に重要ですが、夢と現実の区別がつかないような状況に患者の身がおかれていることを、私たち医療者はまず理解する必要があります。

鎮痛・鎮静・せん妄の評価 "これ!" ポイント

▶ 適切なツールを使用して評価することは重要ですが、「ツールの使用」が目的とならないよう注意します。

▶ 重症患者が抱える全人的苦痛を理解し、多角的な視点による観察と併せて評価し、患者の状態や必要なケアを判断することが大切です。

引用・参考文献

1) 青木善孝ほか. ICU における鎮痛対策と未来への展望. ICU と CCU. 2020, 44 (10), 603-11.
2) 日本集中治療医学会 J-PAD ガイドライン検討委員会. 鎮痛・鎮静・せん妄管理ガイドブック. 東京, 総合医学社, 2016, 14-5, 42-3, 79-91.
3) 山田章子ほか. 日本語版 Critical-Care Pain Observation Tool (CPOT-J) の 信頼性・妥当性・反応性の検証. 日本集中治療医学会誌. 2016, 23, 133-40.
4) John, WD. et al. 集中治療室における成人患者の痛み, 不穏／鎮静, せん妄, 不動, 睡眠障害の予防および管理のための臨床ガイドライン. Critical Care Medicine. 2018. PADIS-Guidelines-Japanese-2019 (3). pdf
5) 鶴田良介. "鎮痛・鎮静・せん妄管理". 救急治療指針. 東京, へるす出版, 2024, 1192-9.
6) The 2014 CAM-ICU Training Manual Redesign Team. ICU におけるせん妄評価法 (CAM-ICU) トレーニングマニュアル. 改訂版：2014. 5bb419cbf487b4d2af99b162_CAM_ICU2014-training_Japanese_version.pdf (webflow.com)
7) 鶴田良介. ICU におけるせん妄対策の現状と未来への展望. ICU と CCU. 2020, 44 (10), 619-25.
8) 日本集中治療医学会・日本救急医学会合同. 日本版敗血症診療ガイドライン 2020. 日本集中治療医学会誌. 2020, 25, S363-4.
9) Needham, DM. et al. Improving long-term outcomes after discharge from intensive care unit : report from a stakeholders' conference. Crit. Care Med. 2012, 40, 502-9.
10) 川上大裕ほか. PICS の概念と今後の課題. ICU と CCU. 2019, 43 (7), 361-9.

松井憲子

⑧ ADL の評価

1 評価の目的

現段階での日常生活動作（ADL）能力を把握できます。それは患者の目標設定やリハビリテーションプログラム・看護計画立案のための重要な指標となります。また効果判定にも利用できます。

2 評価のタイミング

初期および最終評価時に取り入れます。また一定期間および患者ごとで節目となるポイントで中間評価を設けます。

3 評価のポイント

一般的な ADL 尺度と呼吸器疾患特異的 ADL 尺度との使い分けに注意します。ADL 能力として、自立度を測りたければ一般的尺度、息切れといった呼吸器疾患特有の症状による動作への影響を測りたければ呼吸器疾患特異的 ADL 尺度を用います。

ADL 尺度

　評価項目は尺度ごとに違いがありますが、ほとんどは基本的な動作である食事や整容、トイレ、更衣や入浴といった内容になります。これは、一般的な尺度と疾患特異的な尺度の2つに大別され、測定したい能力に応じて使い分ける必要があります。一般的な尺度は自立度を、呼吸器疾患特異的尺度は息切れといった疾患特有の症状を加味した能力を評価のターゲットにしています。

　呼吸器疾患患者の ADL は息切れを生じやすく、通常以上に時間を費やすケースが多いです。重症化すると食事や会話でも息切れが生じ、食事摂取量や QOL 低下、ひいては抑うつといった精神症状につながるため、その把握は臨床上とても重要な指標となります。また呼吸器疾患患者に一般的な ADL 尺度を用いた場合、動作時に息切れでどれだけ苦痛を感じていようが自身で行えていれば自立と判断される（過大評価されやすい）ため、使い分けに注意が必要です。

一般的な ADL 尺度

　ADL の自立度を測定することができ、どの程度患者自身で「できる」か、あるいは「している」かが把握できます。Barthel Index（BI）が「できる」ADL を、Functional Independence Measure（FIM）が「している」ADL を評価対象としています。実際に評価する際は、この「できる」と「している」を識別する必要があるため評価者は混在しないよう注意します。例

えば本来なら「できる」が、何らかの理由で「していない」といったケースは、同様の一般的ADL尺度であるこの2つでも成績に乖離が生じやすい点についても理解しておく必要があります。またBIに対してFIMは、認知項目も含まれるところが特徴です。

呼吸器疾患特異的な ADL 尺度

　それぞれのADLで、息切れといった呼吸器疾患特有の症状がどの程度影響しているかを把握する目的で使用します。これまでに国内外でさまざまな呼吸器疾患特異的尺度が開発されてきており、わが国では The Nagasaki University Respiratory ADL questionnaire（NRADL）[1]や Pulmonary emphysema ADL（P-ADL）[2] が頻用されています。どちらも息切れに加え、動作速度や酸素流量を加味した尺度となっています。近年欧米で開発された BI の呼吸器版である Barthel Index dyspnea（BI-d）[3] の日本語版 BI-d（Japanese Version of BI-d；J-BI-d）は、日本人における信頼性および妥当性が立証されており[4]、測定のためのガイドラインもあるため慣れない医療者も扱いやすいです（図1、2）[5]。また J-BI-d は欧米で開発された背景があるため、国際的な学会および論文投稿に通用するのも利点です。いずれの呼吸器疾患特異的ADL尺度もそれぞれの動作で採点された得点を合算し、その総合点が患者の ADL 能力となります。

　呼吸器疾患特異的尺度は前述したとおり、主に ADL 時の息切れを評価対象としているため、患者の自覚症状に左右されやすい特徴があります。医療者の観察上、明らかに息切れにより ADL に時間を費やしていたとしても本人の自覚が乏しい場合、疾患特異的尺度は高成績となる場合もあります。また認知機能低下を伴っているケースは質問の意図が伝わらなかったり、自身の息切れを表出することが難しかったりする場合があります。そのため上述したどの呼吸器疾患特異的尺度を用いた場合においても、認知機能低下が疑われる患者は妥当性のある評価ができているか、そもそも評価対象となるかを見極める必要があります。

ポイント／エビデンス

ADL は「必須の評価」

呼吸リハビリテーションに関するステートメント[6]において、ADL は「必須の評価」とされています。また呼吸リハビリテーションマニュアル[7]において、ADL トレーニングは慢性閉塞性肺疾患（chronic obstructive pulmonary disease；COPD）と肺結核後遺症、間質性肺炎患者で「適応である」とされています。呼吸器患者における ADL 能力は QOL との関連も深いことから重要なアウトカムであり、在院日数やその後の転帰先、予後にも影響を及ぼします。そのため ADL の定量的評価および介入の重要性は非常に高いといえます。

日本語版 Barthel Index dyspnea Scale

患者氏名：＿＿＿＿＿＿＿＿＿＿＿　　測定日時：　　　年　　　月　　　日

測定者：＿＿＿＿＿＿＿＿＿＿＿

【　項目　】	【　評価　】				
【　選択肢　】	0	1	2	3	4
【　整容　】	0	1	3	4	5
【　入浴　】	0	1	3	4	5
【　食事　】	0	2	5	8	10
【　トイレ動作　】	0	2	5	8	10
【　階段　】	0	2	5	8	10
【　更衣　】	0	2	5	8	10
【　排尿　】	0	2	5	8	10
【　排便　】	0	2	5	8	10
【　移動　】	0	3	8	12	15
【　車椅子　】※	0	1	3	4	5
【　移乗　】（ベッドから椅子, 椅子からベッド）	0	3	8	12	15

注：※．歩行可能な場合は不要

　回答選択肢：

0. 息切れは全くない.

1. 僅かな息切れがあるが, 動作を妨げない, または動作がゆっくりとなる.

2. 中等度の息切れがあり, 時間がかかる.

3. 強い息切れがあり, かなりの時間がかかる.

4. 非常に強い息切れがあり, 動作が行えない, または動作を控える.

図1 日本語版 Barthel Index dyspnea Scale

（文献5より引用）

日本語版 Barthel Index dyspnea scale

測定ガイドライン

以下の文言は，質問者と患者間の面接例です．

×××さん，日常生活の動作や運動の制限が生じるような息切れについて，現在（ここ2日以内）の状態を確認するため，これから質問を行います．

あなたの息切れの程度は，次のうちどれにあてはまりますか．
0. 息切れは全くない．
1. 僅かな息切れがあるが，動作を妨げない，または動作がゆっくりとなる．
2. 中等度の息切れがあり，時間がかかる．
3. 強い息切れがあり，かなりの時間がかかる．
4. 非常に強い息切れがあり，動作が行えない，または動作を控える．

今から，日常生活の動作ごとに，息切れを調べるため，質問を始めます．息切れの点数を回答してください．

患者に，呼吸困難の重症度を5段階で回答してもらいます．質問者から，回答内容について患者へのフィードバックは行いません．

質問者は患者に対し以下の質問を読みあげ，回答された点数を記載する．

1. 身だしなみ（洗顔，整髪，歯磨き，髭剃り）を整える際，息切れはどの程度ですか？
2. 入浴の際，息切れはどの程度ですか？
3. 食事の際，息切れはどの程度ですか？
4. トイレ（便座の立ち座り，衣服の着脱）の際，息切れはどの程度ですか？
5. 階段の昇り降りの際，息切れはどの程度ですか？
6. 靴下，靴の脱ぎ履きや着替えの際，息切れはどの程度ですか？
7. 排尿の際，息切れはどの程度ですか？
8. 排便の際，息切れはどの程度ですか？
9. 自分のペースで50m以上歩く時，息切れはどの程度ですか？
9b. 車椅子を必要とする場合，50m以上動く時，息切れはどの程度ですか？
10. ベッドから椅子，または椅子からベッドに移動する時，息切れはどの程度ですか？

注：4はトイレの動作を，7・8は排尿・排便行為自体を示す．

図2 日本語版 Barthel Index dyspnea Scale（測定のためのガイドライン）

（文献5より引用）

どの要因で、どんな場面でADLが阻害されているか？ エキスパートのエピソード

呼吸器疾患患者のADL能力を、評価尺度を介して測定する意義や方法は上述したとおりですが、臨床現場でADL改善につなげるにはそれだけでは不十分です。なぜなら、いずれのADL尺度を利用した場合でも、ADLのどの場面で問題を抱えているかまでは明らかにできないためです。

実際の現場ではADL時の息切れや休憩、動作速度、経皮的動脈血酸素飽和度（SpO_2）値を評価し、それらがどういった要因で阻害されているかを分析した上で治療展開していきます（その際に呼吸機能検査やX線画像、フィジカルアセスメントなどの結果も加味すると考察しやすいです）。例えば、COPD患者で動的肺過膨張による息切れが強く休憩回数や動作速度に影響を及ぼしていたケースと、間質性肺炎患者で動作時の息切れとSpO_2値低下が併発していたケースとでは対応が異なります。前者は口すぼめ呼吸を取り入れた呼吸同調練習が息切れ軽減に有用ですし、後者であれば酸素療法の導入（あるいは酸素投与量の増量）や動作方法の変更および環境調整などにより動作効率改善だけでなく負担が軽減します。このように観察評価のもと的確なケア・介入が行えると、結果的にADLの息切れによる制限が軽減されます。対応後にADLにどの程度の変化が生じていたかを把握する際、ここでADL尺度を用いた再評価が役立ちます。

呼吸器疾患患者で呼吸器症状以外の要因でADLに関わる障害を併発していた場合、呼吸器疾患特異的尺度だけではADL能力を的確に捉えられない場合もあるため注意が必要です。例えば呼吸器疾患で動作時に息切れを生じつつ、脳卒中による片麻痺や整形外科的な理由で自立度低下が重複したケースです。単純に息切れにより動作が妨げられていれば疾患特異的尺度のみで通用しますが、こういった自立度に影響を及ぼす重複疾患がある場合、一般的なADL尺度を併用することもあります。具体例として呼吸器疾患患者で腰椎疾患を併発し、ADL時に息切れだけでなく腰痛や下肢しびれといった症状があった場合、BIとJ-BI-d両方を評価します。こういったケースの評価方法として歩行を例に挙げると、歩行距離拡大に伴い息切れにより時間や休憩を要していればJ-BI-dの歩行の項目で減点となりますし、腰椎疾患により見守りや介助を要していた場合BIの方で減点となります。しかし実際の現場では、どちらの影響で能力低下を招いているのか識別困難なケースもありますし、両方の影響を受けているケースもあります。そういった場合、より丁寧な分析が必要となりますし、場合によっては的確な採点が難しくなりますが、評価時にメモとして現象を追記しておくことで再評価時との比較に役立ち患者個別の経過をたどることが可能となります。

ADL評価 "これ！"ポイント

▶ 呼吸器疾患患者のADL評価には、呼吸器疾患特異的尺度が推奨されます。

▶ 呼吸器疾患特異的ADL尺度は自覚症状の要素も大きいため、認知機能が低下した患者への利用は慎重にします。

▶ 実際の臨床ではADL評価尺度に加え、実際の動作場面の観察および分析も重要です。
呼吸器疾患患者でADLの自立度に影響を及ぼす疾患を併発していた場合、一般的ADL尺度も同時に評価します。

引用・参考文献

1) 千住秀明. 呼吸リハビリテーション入門：理学療法士の立場から. 第 3 版. 兵庫, 神陵文庫, 1997, 68-9.
2) 後藤葉子ほか. 慢性閉塞性肺疾患患者のための新しい ADL 評価尺度の検討. 日本呼吸ケア・リハビリテーション学会誌. 25 (3), 2015, 423-8.
3) Vitacca, M. et al. Development of a Barthel Index based on dyspnea for patients with respiratory diseases. Int J Chron Obstruct Pulmon Dis. 11, 2016, 1199-206.
4) Yamaguchi, T. et al. Reliability and Validity of the Japanese Version of the Barthel Index Dyspnea Among Patients with Respiratory Diseases. Int J Chron Obstruct Pulmon Dis. 16, 2021, 1863-71.
5) 山口卓巳ほか. 呼吸器疾患特異的 ADL 評価. 日本呼吸ケア・リハビリテーション学会誌. 31 (1), 2022, 105-9.
6) 3 学会合同呼吸リハビリテーションに関するステートメントワーキンググループほか. 呼吸リハビリテーションに関するステートメント. 日本呼吸ケア・リハビリテーション学会誌. 27 (2), 2018, 95-114.
7) 日本呼吸ケア・リハビリテーション学会ほか編. 呼吸リハビリテーションマニュアルー運動療法ー. 第 2 版. 東京, 照林社, 2012, 192p.

山口卓巳

⑨ 有害事象の評価

① 有害事象の評価の目的

有害事象の評価は治療薬の休薬や減量、支持療法を適切に行い、治療を安全に継続するために行います。患者の QOL 維持、有効な治療の継続にもつながります。

② 有害事象評価のタイミング

治療開始前に行い、ベースラインの把握をします。その後は治療レジメンごとに設定し、必要時に評価します。治療薬投与のタイミングにも、投与可否を判断するために評価します。

③ 有害事象評価のポイント

患者にはさまざまな医療者が関わります。評価者によるばらつきを予防するために、医療者間で統一した基準を用いて評価しましょう。

患者の訴えをよく聴き、問診、バイタルサイン、検査値、画像検査などより、人体に有害な事象を漏らさず拾い上げることが大切です。また重症度の評価により早期対応が必要なケースを見極めることが必要です。

はじめに

呼吸器系領域では肺がん、悪性胸膜中皮腫に対して、がん薬物療法や放射線療法が行われることがあります。ここでは安全に治療を行えるように、有害事象の評価について解説します。

有害事象の定義

有害事象（adverse event；AE）とは、「治療や処置に際して観察される、あらゆる好ましくない意図しない徴候（臨床検査値の異常も含む）、症状、疾患であり、治療や処置との因果関係は問わない」[1] と定義されています。

有害事象は治療や処置との因果関係があると判断されるものと、因果関係ありと判断されないもの両者を含みます。有害事象の中でも、医薬品との因果関係が否定できないものを薬物有害反応（adverse drug reaction；ADR）といいます。臨床においては「副作用」という言葉が使われることが多いですが、有害事象の「薬物有害反応」と同義で用いられています（図1）。

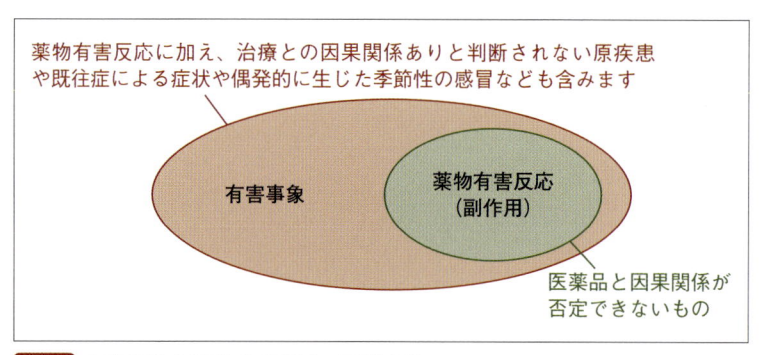

薬物有害反応に加え、治療との因果関係ありと判断されない原疾患や既往症による症状や偶発的に生じた季節性の感冒なども含みます

有害事象

薬物有害反応（副作用）

医薬品と因果関係が否定できないもの

図1 有害事象と薬物有害反応（副作用）

表1 CTCAE 器官別大分類

●血液およびリンパ系障害（貧血、発熱性好中球減少症など）	●心臓障害（心不全、洞性徐脈など）
●先天性、家族性および遺伝性障害	●耳および迷路障害（聴力障害、回転性めまいなど）
●内分泌障害（副腎機能不全、甲状腺機能低下症など）	●眼障害（霧視、ぶどう膜炎など）
●胃腸障害（便秘、下痢、悪心、嘔吐など）	●一般・全身障害および投与部位の状態（発熱、倦怠感など）
●肝胆道系障害（胆嚢炎など）	●免疫系障害（アナフィラキシーなど）
●感染症および寄生虫症（肺感染、上気道感染など）	●傷害、中毒および処置合併症（放射線性皮膚炎、注入に伴う反応など）
●臨床検査（アラニンアミノトランスフェラーゼ増加、好中球数減少など）	●代謝および栄養障害（食欲不振、高カリウム血症など）
●筋骨格系および結合組織障害（関節炎など）	●良性、悪性および詳細不明の新生物
●神経系障害（末梢性運動／感覚ニューロパチーなど）	●妊娠、産褥および周産期の状態
●精神障害（不安、うつ病、不眠症など）	●腎および尿路障害（慢性腎臓病、血尿など）
●生殖系および乳房障害	●呼吸器、胸郭および縦隔障害（呼吸困難、低酸素症、胸水など）
●皮膚および皮下組織障害（脱毛症、湿疹、手掌・足底発赤知覚不全症候群など）	●社会環境
●外科および内科処置	●血管障害（高血圧など）

（　）内は CTCAE 用語の一例。
文献2：有害事象共通用語規準 v5.0 日本語訳 JCOG 版より引用、改変　JCOG ホームページ　http://www.jcog.jp/

有害事象の評価方法：CTCAE について

　がん診療全般において有害事象評価には、世界共通で用いられている CTCAE（Common Terminology Criteria for Adverse Events）という有害事象共通用語規準を使うことが一般的です。これは米国の国立がん研究所（National Cancer Institute；NCI）によって作成され、わが国では日本臨床腫瘍研究グループ（Japan Clinical Oncology Group；JCOG）によって翻訳された有害事象共通用語規準 v5.0 日本語訳 JCOG 版を用いています。器官別大分類（**表1**）、CTCAE 用語、重症度（Grades）より構成されます。重症度は Grade1〜5 で示され、数字が大きいほど重症度が高くなります（**表2**）。

表2 CTCAE Grade（重症度）

Grade 1	軽症；症状がない、または軽度の症状がある；臨床所見または検査所見のみ；治療を要さない
Grade 2	中等症；最小限 / 局所的 / 非侵襲的治療を要する；年齢相応の身の回り以外の日常生活動作の制限*
Grade 3	重症または医学的に重大であるが、ただちに生命を脅かすものではない；入院または入院期間の延長を要する；身の回りの日常生活動作の制限**
Grade 4	生命を脅かす；緊急処置を要する
Grade 5	有害事象による死亡

；は「または」を意味する。
＊：身の回り以外の日常生活動作（instrumental ADL）とは、食事の準備、日用品や衣服の買い物、電話の使用、金銭の管理などを指す。
＊＊：身の回りの日常生活動作（self care ADL）とは、入浴、着衣・脱衣、食事の摂取、トイレの使用、薬の内服が可能で、寝たきりではない状態を指す。
文献1：有害事象共通用語規準 v5.0 日本語訳 JCOG 版より引用、改変　JCOG ホームページ　http://www.jcog.jp/

CTCAE の使い方

　医療者が問診、検査結果などから、発現した有害事象の用語とその重症度を判断します。治療前の状況について情報収集し、ベースラインを把握しておきましょう。

　観察された有害事象が複数の Grade の定義に該当するような場合には、総合的に判断してもっとも近い Grade に分類します（ニアレストマッチの原則）[3]。

　グレーディングし、治療薬と因果関係があると判断した場合には、各薬剤の添付文書や適性使用ガイドの用法・用量に関する記載内容を確認し、休薬や減量、支持療法について推奨された方法に基づいて対応します。例えば、ある有害事象について Grade 3 と評価した場合に、Grade 1 以下に回復するまで休薬、○日以内で回復し再開する場合、1 段階減量して投与、○日以内で回復しない場合、投与中止というような記載がなされている場合があります。実際の判断、用量調整は医師が行うため、看護師は判断に必要な情報を医師に的確に伝えるようにしましょう。

評価の際の注意点

　CTCAE は客観的指標であり、医療者によって評価されます。症状の評価については医療者と患者の間で乖離が生じることがあるため、患者自身による主観的評価を目的に、患者報告型アウトカム版 CTCAE である PRO-CTCAE が開発されました。患者自身が 78 症状について、症状の有無、頻度、程度、日常生活への影響を回答日から 7 日間想起し回答するものです。ツールの活かし方などは検討中で、発展段階です。現在、一般的に使用される CTCAE は医療者による評価ですが、症状について患者の体験としてどうであるかを、よく聴き、総合的に判断することが大切です。

治療ケアへの活用

　CTCAE に記載されている有害事象をすべて網羅し評価することは困難ですが、治療内容によって起こりやすい有害事象を予測することは可能です。薬物療法の場合には、その内容が細胞障害性抗がん薬、分子標的薬、免疫チェックポイント阻害薬のいずれか、併用しているかを把握し、起こりやすい有害事象および発現時期を予測した上で患者を観察しましょう。また、予測される有害事象については、あらかじめ患者にも指導し、連絡方法を伝えておきましょう。患者自らが体調の変化に気づくことで、有害事象の早期発見、評価ができ、重篤化を防ぐことにもつながります。

　有害事象は定義にあるように治療との因果関係は問いません。その事象が偶発的に生じたのか、原疾患や既往症の影響か、併用療法によって生じたのか（既往症に対する薬剤の影響やがん性疼痛に対するオピオイド使用に伴う便秘など）、治療薬によって生じたのかなど、原因や発現時期・頻度などの状況を多角的にアセスメントし、多職種と情報共有、医師に情報提供することにより適切な有害事象評価や、当該治療との因果関係についても評価することで、適切な対応につながります。

　有害事象を継続的に評価し、重症度が改善しない場合などは、対応方法の検討、見直しが必要となります。

　有害事象発現後の施設内の連携体制を知っておくと、スムーズに連携できます。

エキスパートのエピソード

CTCAE を用いた免疫関連有害事象への対応

進行性非小細胞肺がん、60 代男性、細胞障害性抗がん薬と免疫チェックポイント阻害薬の併用療法中（3 週に 1 回投与）、「だるさがきつい」と患者自身より電話連絡がありました。

細胞障害性抗がん薬による骨髄抑制に伴う貧血、免疫関連有害事象（immune-related adverse events；irAE）* による内分泌障害を想定しながら、症状の出現時期、日内変動、随伴症状、日常生活の様子を確認しました。既往症には高血圧があり、降圧薬を内服中で、血圧値には変化はありませんでした。

初回投与から 1 カ月、前回投与より 1 週間後から症状を発現し、Grade 2 の倦怠感が持続していること（表 3）、発熱などの随伴症状はないことを担当医師に報告しました。

患者には翌日外来受診していただき、血液検査（全血球計算、生化学検査、内分泌検査）を実施した結果、甲状腺機能の値に異常を認めました。内分泌科医にコンサルトし、甲状腺機能低下症と診断され、甲状腺ホルモンの補充療法開始となりました。甲状腺機能低下症は免疫関連有害事象で Grade 2 と評価されました（表 3）。用量調整基準には該当せず、補充療法を継続しながら治療を継続し、だるさの改善もみられました。

有害事象について適切に評価・対処することで、だるさによる苦痛も軽減し、患者は治療薬投与を継続、治療効果も維持することができました。

＊：免疫チェックポイント阻害薬の投与による有害事象で、ほぼすべての臓器に免疫反応が起こり得るため、

皮膚、消化管、肝臓、肺、内分泌器、神経、筋などに生じる可能性があります。発現頻度は低いものがほとんどで、症状や発現時期の予測が難しいといわれています。

表3 倦怠感および甲状腺機能低下症の Grade ごとの症状

CTCAE 用語	Grade 1	Grade 2	Grade 3	Grade 4	Grade 5
倦怠感	だるさがある、または元気がない	身の回り以外の日常生活動作を制限するだるさがある、または元気がない状態	身の回りの日常生活動作を制限するだるさがある、または元気がない状態	−	−
甲状腺機能低下症	症状がない；臨床所見または検査所見のみ；治療を要さない	症状がある；甲状腺ホルモンの補充療法を要する；身の回り以外の日常生活動作の制限	高度の症状；身の回りの日常生活動作の制限；入院を要する	生命を脅かす；緊急処置を要する	死亡

文献 3：有害事象共通用語規準 v5.0 日本語訳 JCOG 版より引用、改変　JCOG ホームページ　http://www.jcog.jp/

有害事象の評価 "これ！" ポイント

▶がん薬物療法には細胞障害性抗がん薬、分子標的薬、免疫チェックポイント阻害薬があり、それらの併用も多く行われます。患者に使用する薬剤に特徴的な有害事象を理解しておくことが、有害事象評価に役立ちます。

▶患者の原疾患、既往、併用薬、症状の程度や頻度、日常生活への影響など、多角的に情報収集・アセスメントし、多職種と共有することで、有害事象の適切な評価につなげましょう。

引用・参考文献

1）日本臨床腫瘍研究グループ. 有害事象共通用語規準 v5.0 日本語訳 JCOG 版. 2022 年 9 月 1 日版. https://jcog.jp/assets/CTCAEv5J_20220901_v25_1.pdf［2024.7.4］, 2.
2）前掲書 1), 6-44.
3）前掲書 1), 3.
4）日本臨床腫瘍研究グループ. PRO-CTCAE&trade™ 日本語版. https://jcog.jp/assets/pro-ctcae_japanese.pdf［2024.7.4］

原武麻里

Part.2

生理機能検査

⑩ 肺機能検査（スパイロメトリー）

---

1 検査の目的

気管支喘息や慢性閉塞性肺疾患（COPD：chronic obstructive pulmonary disease）、間質性肺炎などの呼吸機能疾患の診断・評価に用いられ、呼吸機能異常の有無判定、疾患重症度、治療効果判定を目的として行います。そのほかには、手術適応の判定、放射線肺臓炎、造血幹細胞移植後の閉塞性細気管支炎などの検索にも使われます。

2 検査のタイミング

術前検査なら手術前。呼吸器疾患なら診断時、経過観察 3 カ月～1 年毎、治療効果判定は 1 カ月～3 カ月後に実施。そのほか適宜実施されます。

●基準値●

%VC（%肺活量）：80%以上、1 秒率（FEV_1/FVC）：70%以上

はじめに

　本稿では呼吸機能検査の最も基礎となるスパイロメトリーについて、データの読み方、数値／波形変化の意義と解釈を中心に、実例を交えて紹介します。

スパイロメトリーとは

　スパイロメトリーは、肺活量（VC：vital capacity）および努力肺活量（FVC：forced vital capacity）の検査を総称したものです[1]。FVC 検査は努力呼気曲線とフローボリューム（F-V）曲線を含みます。肺活量を測定することで、残気量以外の肺気量分画がわかります（図1）。努力呼気曲線は最大吸気位から強制呼出を行った際の、気量（volume）と時間（time）の関係をみたものです。この曲線から 1 秒量（FEV_1：forced expiratory volume in 1 second）を求めることができます。また F-V 曲線は気流量（flow）と気量（volume）の関係をみたものです（図2）。ピークフロー（PEF：peak expiratory flow）や $\dot{V}_{50}$、$\dot{V}_{25}$ など、肺気量に応じた気流量を測定することができます。さらに疾患によって特徴的な波形を示すため、形状を観察することが重要です。

　換気機能診断図は、%VC：80%と FEV_1/FVC：70%を境界として 4 分画（正常、拘束性換気障害、閉塞性換気障害、混合性換気障害）に分け、基本的な換気障害型を把握するのに役立ちます。

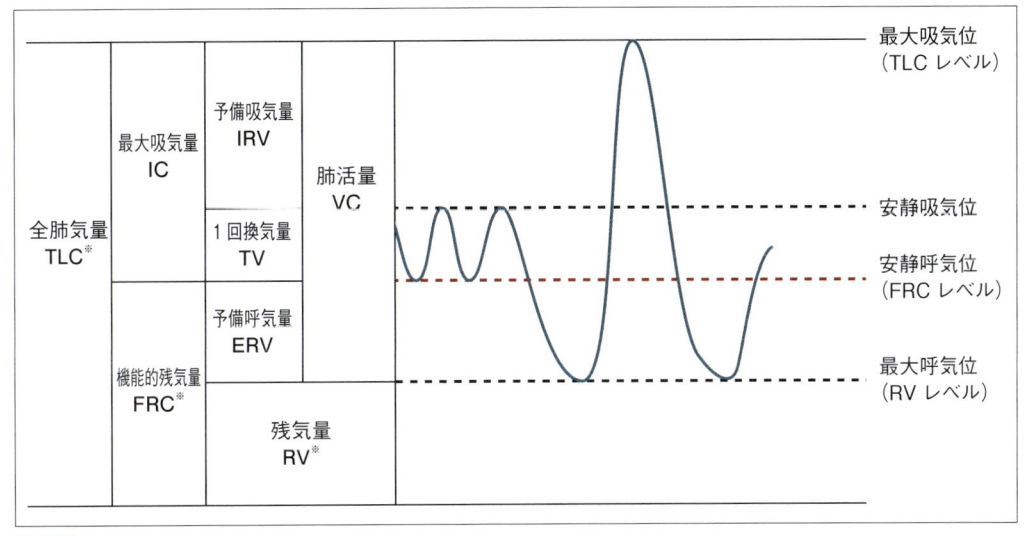

図1 肺気量分画
※スパイロメトリーでは測定できない。

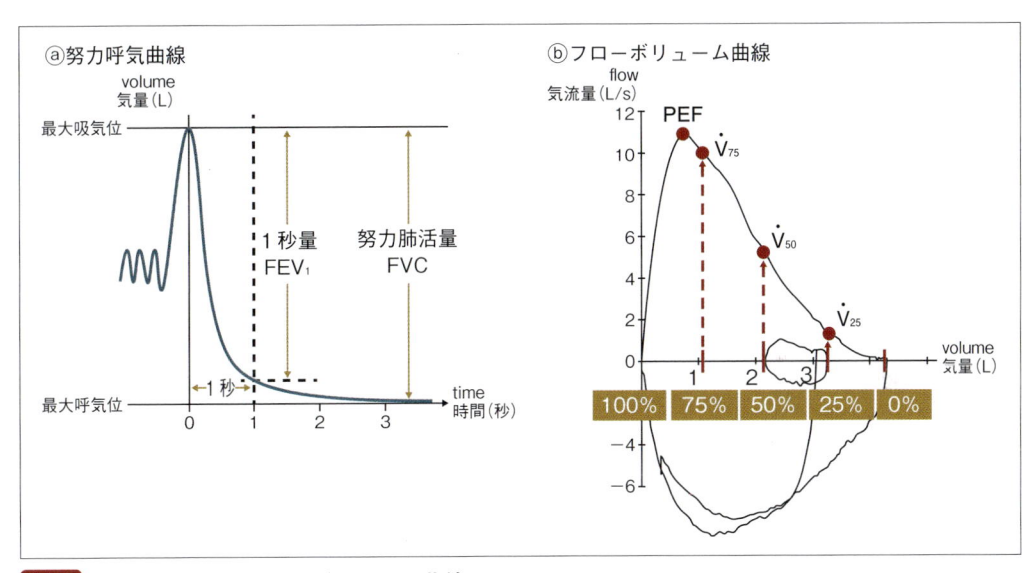

図2 努力呼気曲線とフローボリューム曲線
努力呼気曲線（気量と時間の関係）とフローボリューム曲線（気流量と気量の関係）は同時に描かれる。

フローボリューム（F-V）曲線のパターン解析

　肺線維症では、肺弾性収縮力増加のためフローの低下はみられません（肺気量低下に伴う相対的なフローの低下はあります）。FVC減少のため、呼出ともに即座に呼出が終了するので、上に凸の形状となります（図3a）。

　気管支喘息やCOPDなどの閉塞性疾患は、低肺気量に向かうと図3bまたは図3cのように急激なフローの低下をきたし、下に凸の形状となります。完全に呼出しきるまでには、相当な

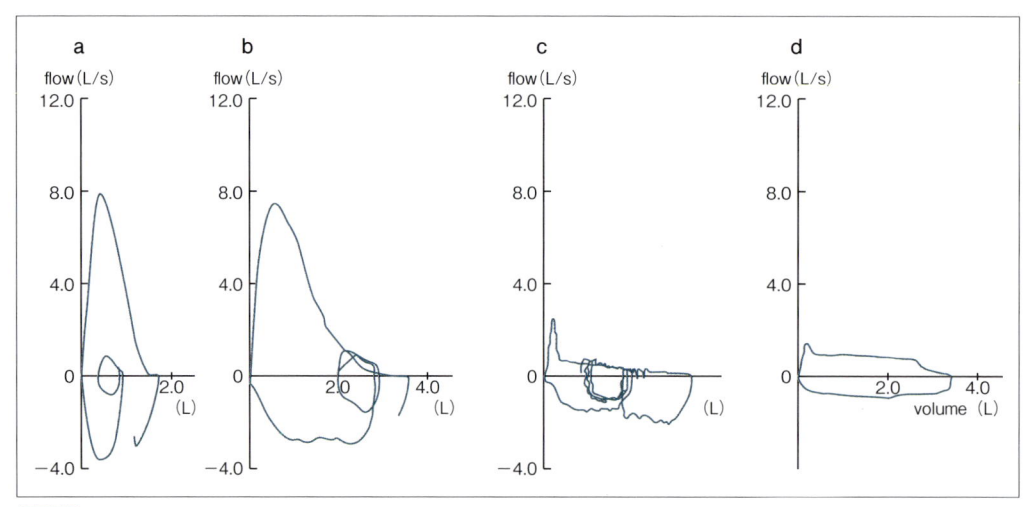

図3 各疾患におけるフローボリューム（F-V）曲線のパターン

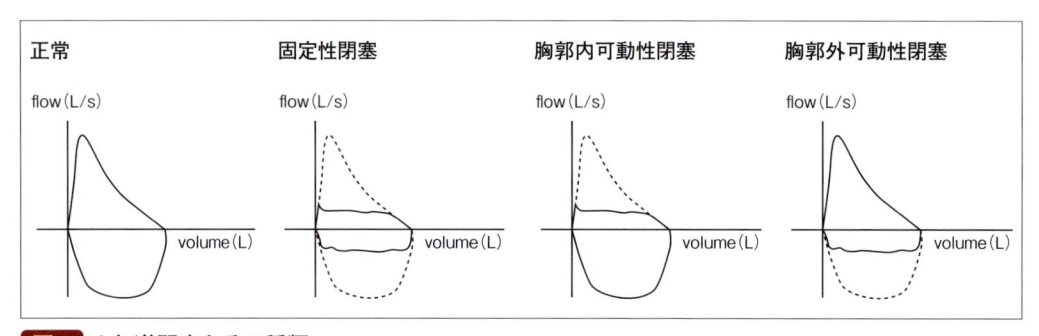

図4 上気道閉塞とその種類

時間を要します。その閉塞の重症レベルで図 3b あるいは図 3c の形状となり、図 3c は重症 COPD に特徴的な波形となります。

　上気道閉塞 [1] は、気道の出入り口にあたる太い経路（気管など）が瘢痕や腫瘍などで物理的に狭まっていると、図 3d のような高中肺気量位でプラトーを形成し特徴的な台形形状になります。これは空気の出口の太さが決まってしまうために、どれだけ力強く呼出しようとも、その気道の太さ以上のフローが上がらない（頭打ちになる）ため、一定のフローが継続します。本障害をしっかり検出するには、通常の呼気 F-V 曲線とともに最大呼気位から最大吸気位まで一気に吸気させる吸気 F-V 曲線が必須で、呼気 F-V 曲線と両方で障害されているものを固定性閉塞、吸気 F-V 曲線のみが障害されているものを胸郭外可動性閉塞、呼気 F-V 曲線のみが障害されているものを胸郭内可動性閉塞として、3 種類に分けられます（図 4）。上気道閉塞は、COPD などの閉塞性疾患と同様に 1 秒率が低下します。そのため**1 秒率の数値だけ見ていては臨床診断を誤る可能性があり、F-V 曲線の形状を見ることは非常に重要**となります。

症例：気管支喘息治療と効果判定

40歳代、女性、身長167cm、体重60kg、喫煙歴なし。既往歴：20歳から花粉症。COVID-19に罹患し、発熱などの症状軽快後も咳嗽、喘鳴、喀痰が続いたため呼吸器内科を受診。

初診時の呼吸機能検査のデータを図5に示します。%VCは正常、FEV₁/FVCは67.6％と低下しており、閉塞性換気障害でした。気管支拡張薬反応性検査はFEV₁が9.9％（0.25L）とやや改善を認めました。サルタノール吸入後のF-V曲線の下降脚が少し膨らんでいることがわかります。呼気NOも120ppbと高値を示しました。そのため、COVID-19罹患を契機に発症した気管支喘息と診断され、吸入薬（ICS+LABA）を処方されました。

3カ月後に治療効果判定のための検査を実施しました（図6 治療3カ月後）。FEV₁／FVCは75.6％、呼気NOは11ppbと改善し、$\dot{V}_{50}$ や $\dot{V}_{25}$ などのF-V曲線の指標も改善しました。またF-V曲線の波形も治療前に比べ膨らんでいる（下に凸が改善）ことがわかります。

症例：気流閉塞の経過観察に1秒率（FEV₁/FVC）は使えるのか？

図7は、当院で経過を追ったCOPD患者の検査データです。6年間でサルタノール吸入後FEV₁は1.69Lから1.03Lへ低下し、その変化率は39.1％の低下。一方、1秒率は39.2％から32.8％へ低下であり、その変化率は16.3％の低下でした。閉塞性疾患であるCOPD患者では呼

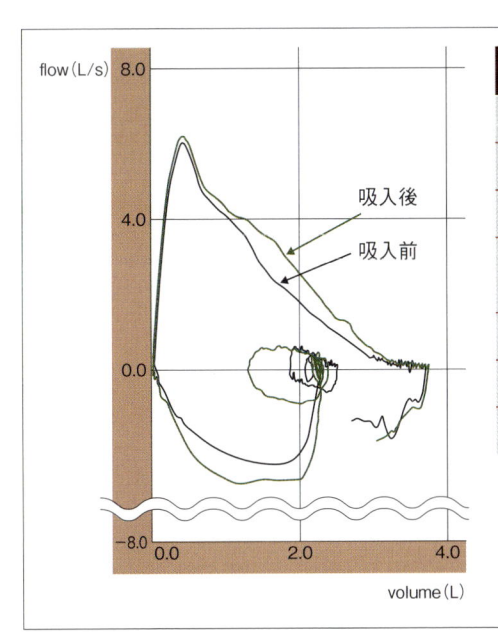

項目	吸入前	吸入後	改善率
VC（L）	3.72	3.75	0.8
FVC（L）	2.16	2.14	−0.9
FEV₁（L）	2.52	2.77	9.9
FEV₁（L）/ FVC（L）（%）	67.6	74.3	
PEF（L/s）	6.01	6.19	2.9
$\dot{V}_{50}$（L/s）	1.98	2.84	43.4
$\dot{V}_{25}$（L/s）	0.47	0.78	65.6

図5 気管支拡張薬反応性検査（初診時：治療前）
治療前。気管支拡張薬反応性検査（サルタノール200μg吸入）を実施。

治療前

項目	実測値	予測値	% 予測値
VC（L）	3.72	3.45	107.8
FVC（L）	3.73	3.31	112.6
FEV_1（L）	2.52	2.78	90.6
FEV_1（L）/FVC（L）（%）	67.6		
PEF（L/s）	6.01	6.43	93.4
$\dot{V}_{50}$（L/s）	1.98	3.94	50.2
$\dot{V}_{25}$（L/s）	0.47	1.63	28.8
FeNO（ppb）	120		

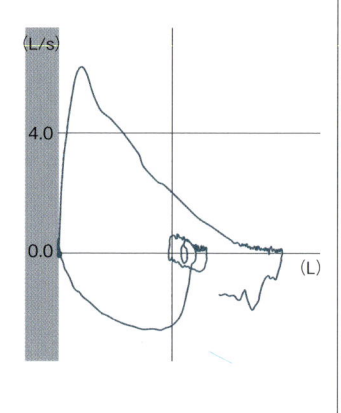

治療3カ月後

項目	実測値	予測値	% 予測値
VC（L）	3.69	3.45	106.9
FVC（L）	3.77	3.31	113.8
FEV_1（L）	2.85	2.78	102.5
FEV_1（L）/FVC（L）（%）	75.6		
PEF（L/s）	7.02	6.43	109.1
$\dot{V}_{50}$（L/s）	3	3.94	76.1
$\dot{V}_{25}$（L/s）	0.86	1.63	52.7
FeNO（ppb）	11		

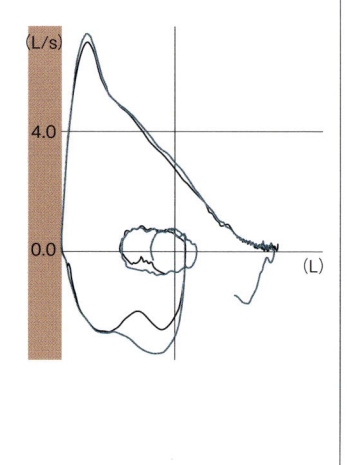

図6 治療前後比較（治療3カ月後）

治療前、治療3カ月後ともに気管支拡張薬反応性検査で使用するサルタノール吸入前のデータ。

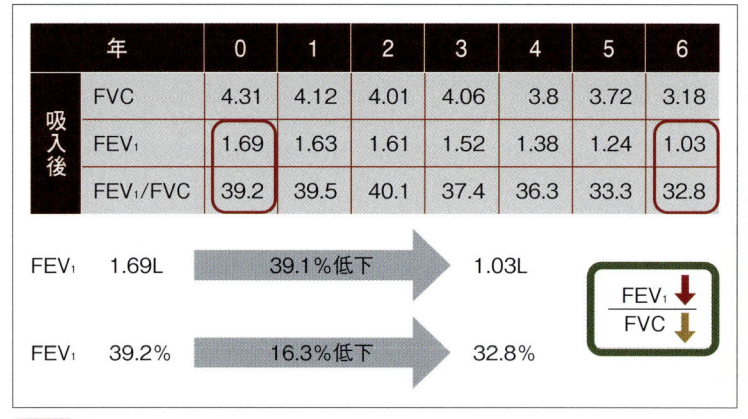

	年	0	1	2	3	4	5	6
吸入後	FVC	4.31	4.12	4.01	4.06	3.8	3.72	3.18
	FEV_1	1.69	1.63	1.61	1.52	1.38	1.24	1.03
	FEV_1/FVC	39.2	39.5	40.1	37.4	36.3	33.3	32.8

FEV_1 1.69L → 39.1%低下 → 1.03L

FEV_1 39.2% → 16.3%低下 → 32.8%

$\dfrac{FEV_1 \downarrow}{FVC \downarrow}$

図7 気流制限のモニターに1秒率は使えるのか？

エアートラッピングを起こすため、FVC自体が過小評価されているので本来の気流制限の程度を反映しない。

出時にエアートラッピングを起こしているため、FVC 自体が過小評価されており、FVC を分母にもつ FEV₁／FVC は本来の気流閉塞の程度を反映していません。つまり FEV_1／FVC の減少で気流閉塞の経過を追うのではなく、1 秒量（FEV_1）や、その対標準値である％FEV_1 の変化で経過を判断します。

症例：肺線維症（間質性肺炎）の進行で 1 秒率（FEV₁／FVC）が増加する

　肺線維症（間質性肺炎）では肺の線維化により肺実質の弾性収縮力が強まることで、肺コンプライアンスが低下し、肺気量が低下します（VC や TLC が低下）。この現象は気道レベルでは、肺実質の方に引っ張られる方向に力が働くため、相対的に気道が太くなります（牽引性気管支拡張所見など）。そのため疾患が進行すると、FEV_1 の低下は FVC の低下よりも相対的に緩いため FEV_1/FVC は増加します。この FEV_1/FVC の増加は特発性肺線維症患者（IPF：idiopathic pulmonary fibrosis）の生命予後との関連が示唆されているという報告があります。

　図 8 は当院で経過を追った IPF 患者の検査データです。％VC 低下、FEV_1/FVC 増加、フローボリューム曲線の形状変化に注目してください。7 年後の％VC は 101.5％→ 51.7％と約半分に低下していますが、FEV_1/FVC は経年的に増加していることがわかります。

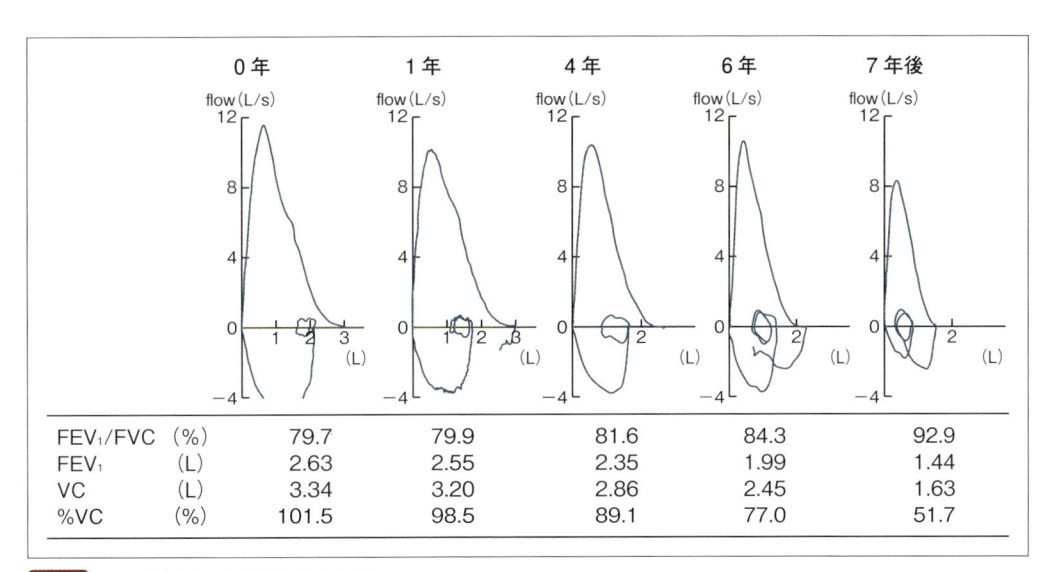

		0 年	1 年	4 年	6 年	7 年後
FEV₁/FVC	（%）	79.7	79.9	81.6	84.3	92.9
FEV₁	（L）	2.63	2.55	2.35	1.99	1.44
VC	（L）	3.34	3.20	2.86	2.45	1.63
%VC	（%）	101.5	98.5	89.1	77.0	51.7

図8 IPF 患者の 1 秒率の経年変化
％VC 低下、1 秒率増加、フローボリューム曲線の変化に注目。

ピットフォール：拘束性肺疾患 ＋ 閉塞性肺疾患 ＝ 混合性換気障害か？[2]

%VC が低下する拘束性肺疾患（肺線維症）と、1 秒率が低下する閉塞性肺疾患（COPD）が合併すると混合性換気障害になるのでしょうか？ 答えは NO です。これは、気腫合併肺線維症（CPFE：combined pulmonary fibrosis and emphysema）と呼ばれ、一つの肺に肺気腫と肺線維症が共存する病態です。多くは上葉優位に肺気腫、下葉優位に肺線維症が存在しますが、それぞれの疾患の関わり方（綱引きとなります）によって検査結果が変わります。

このように、**拘束性・閉塞性のコンポーネントをもつ疾患が存在すると、それぞれの障害の程度は相殺されます**（図 9）。スパイロメトリーのみを実施すると%VC、1 秒率は正常付近に位置することが多く（実臨床では軽度閉塞程度が多い）、本来の重症度を反映しません。肺気腫と肺線維症は、ともに拡散障害をきたすため、スパイロメトリーが正常付近に対して、肺拡散能力（DLco）が極端に低下します。

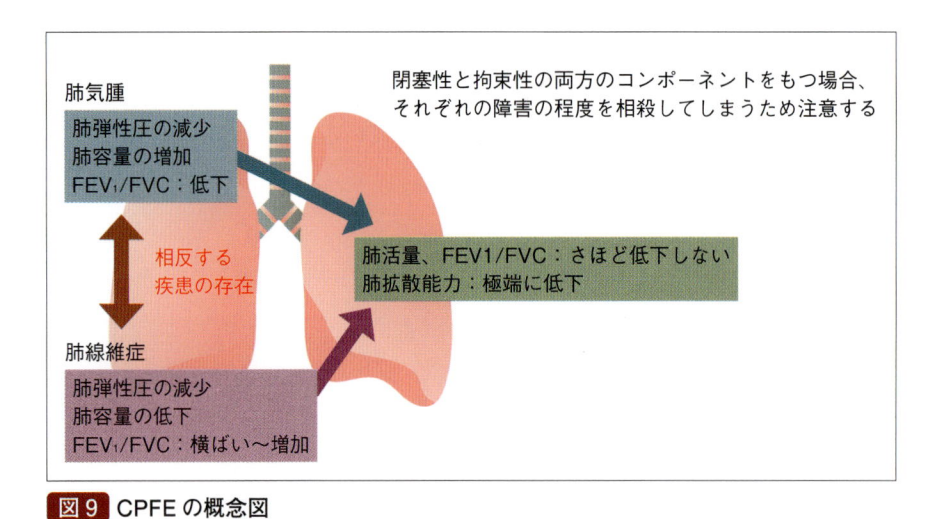

図9 CPFE の概念図

（文献 1 をもとに作成）

エキスパートのコラム

$\dot{V}_{25}$、MEF$_{25}$ と FEF$_{75}$ を知っていますか？：ややこしい表現

日本では $\dot{V}_{25}$ が広く使われており、$\dot{V}_{25}$ と表現することが当たり前となっていますが、じつは海外文献を読むときにややこしい表現があるので紹介します。

図 10 を見てください。国内では馴染みが薄いですが、ほかにも MEF$_{25}$ と FEF$_{75}$ といった表現があります。それぞれ肺気量計算の起点が最大吸気なのか、最大呼気位なのか？ その英語の表現の仕方で 25 なのか 75 なのかが変わります。つまり $\dot{V}_{25}$ ＝ MEF$_{25}$ ＝ FEF$_{75}$ となります。FEF$_{25}$ は $\dot{V}_{25}$ ではないのです。

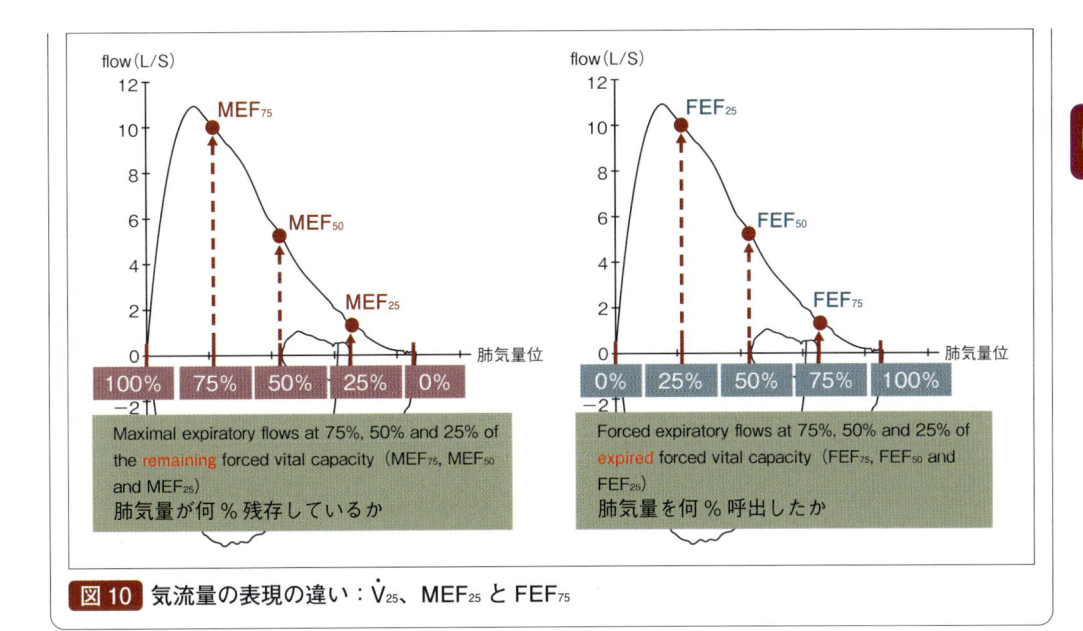

図10 気流量の表現の違い：$\dot{V}_{25}$、MEF_{25} と FEF_{75}

おわりに

　以上、スパイロメトリーについて概説しました。この検査は、検査者の指示に沿って患者が最大限努力して、はじめて結果が得られる検査です。誌面の都合上、解説できませんでしたが、患者に合わせた指示の方法（声かけ）や、患者の検査に対するモチベーションを維持することが必要です。とにかく患者を褒めることが重要で、検査者には高いコミュニュケーション力が求められます。

スパイロメトリー "これ！" ポイント

▶ スパイロメトリーからわかることは%VC と FEV_1/FVC だけではありません。$\dot{V}_{50}$ や $\dot{V}_{25}$ などのフローの指標や、特に F-V 曲線の形状変化は注目すべきです。

▶ 閉塞性疾患の気流閉塞の経過観察には FEV_1/FVC ではなく FEV_1（または%FEV_1）を使用します。また、間質性肺炎の FEV_1/FVC 変化も注目です。

▶ CPFE のように拘束性・閉塞性のコンポーネントをもつ疾患が存在すると、それぞれの障害の程度は相殺されます。スパイロメトリーのピットフォールです。そのメカニズムを理解しましょう。

引用・参考文献

1）　山本雅史. フィジカルサイン＆病態で読み解く呼吸器疾患 1 上気道閉塞. 臨床検査. 61（10），2017，1260-8.
2）　日本臨床衛生検査技師会監. 3.1 気腫合併肺線維症. 呼吸機能検査症例集. 東京，じほう，2016，48-50.
3）　日本呼吸器学会肺生理専門委員会呼吸機能検査ハンドブック作成委員会編. 呼吸機能検査ハンドブック. 東京，メディカルレビュー社，2021，108p.

山本雅史

11 -1 スパイロ以外の検査 （残気量／肺拡散能力）

1 検査の目的
呼吸機能検査の一次検査であるスパイロメトリーのみではわからない病態の理解を助けるために実施します。

2 検査のタイミング
有症状や画像検査などで異常を認める患者では、一次検査であるスパイロメトリー、動脈血液ガス分析と同時に行います。術前検査（全身麻酔前検査）など無症状者では、一次検査に異常所見を認めた場合に追加実施します。

3 検査のポイント
残気量（肺気量分画）、肺拡散能力はスクリーニング検査としては実施されないことが多く、スパイロメトリーで異常を示す場合は追加実施を考慮します。スパイロメトリーが異常を示さない場合においても呼吸器疾患が潜在する可能性があり、原因不明の呼吸困難などがある場合は、二次検査として残気量（肺気量分画）、肺拡散能力を考慮します。
キーワード：残気量、排気量分画、肺拡散能力、混合性換気障害

呼吸機能検査の組み立て

　呼吸機能検査は、胸部 X 線写真や CT 写真などの画像検査や採血検査と並んで呼吸器疾患を診断する上でなくてはならないモダリティです。通常は呼吸困難なり咳嗽なりの症状を訴えて外来受診し、診断のために呼吸機能検査がオーダーされますが、臨床症状や胸部 X 線写真などの画像検査に異常所見がみられずとも、例えば術前検査（全身麻酔前検査）としてオーダーされた呼吸機能検査で異常を示すことがあります。ここに呼吸機能検査の重要性があります。

　呼吸機能検査は検査方法により目的とする呼吸器システムの部位が気道から肺胞、さらには肺循環までとさまざまなため、機能と解剖学的部位、あるいは形態との関連を念頭に置く必要があります。多種多様な呼吸機能検査法が存在しますが、術前検査など全般的に異常をとらえるための呼吸機能検査の一次検査としては、スパイロメトリーと動脈血液ガス分析が挙げられます（表1）。さらにこれらに異常を認めた場合に、呼吸機能検査の二次検査として、肺気量測定や肺拡散能力（lung diffusing capacity of CO；D_{LCO}）検査が挙げられます（表1）。これらと臨床症状、身体所見、画像所見の結果を踏まえて、診断・病態を明らかにしていくこととなります。本稿では、二次検査に挙げられる肺気量測定や肺拡散能力を概説します。

表1 主な呼吸機能検査項目

一次検査
換気機能検査
スパイロメトリー
ガス交換機能検査
動脈血液ガス分析
二次検査
換気機能検査
肺気量測定（ガス希釈法、体プレチスモグラフ法）
ガス交換機能検査
肺拡散能力（DL_{CO}、$DL_{CO}/\dot{V}_A$）

DL_{CO}：肺拡散能、$\dot{V}_A$：分時肺胞換気量

呼吸機能検査の一次検査

　換気機能の代表的な検査法としては、スパイロメトリーが挙げられます（詳細は他稿 p.80 参照）。したがって、呼吸機能検査の第一歩はスパイロメトリーと動脈血液ガス分析の結果が得られれば、呼吸に関わる全般的な機能が正常か否か判断できます。

　スパイロメトリーからは閉塞性換気障害や拘束性換気障害の有無とその程度を、動脈血液ガス分析からはこれらの換気障害によるガス交換異常の有無とその程度を知ることができます。ときには、スパイロメトリーが正常で動脈血液ガス分析のみが異常といった病態も存在し得ますが、一次検査としては換気機能とガス交換機能の情報の両者が不可欠であり、スクリーニング検査が目的であれば、一次検査のみで十分です。

　しかしながら、閉塞性および拘束性換気障害の詳細な診断および鑑別診断のためには、これらの一次検査のみでは不十分で、次のステップにあたる二次検査が必要になります[1]。

呼吸機能検査の二次検査

　表1に示すように呼吸機能検査の二次検査としては、換気機能検査として肺気量測定が、ガス交換機能検査としてまず肺拡散能力検査が挙げられます。肺気量測定は、一次検査であるスパイロメトリーでみられた換気障害がどのような状態で生じているのか情報を与えてくれます。ほかにも動脈血液ガス分析は、ガス交換障害が換気障害に紐付いたものであるのか、純粋にガス交換機能検査を呈しているのか情報を与えてくれます。

呼吸器疾患の機能診断のための簡易手順

図1に「呼吸器疾患の機能診断のための簡易手順」を示します。呼吸機能検査の一次検査、二次検査の呼吸機能検査から代表的な呼吸器疾患を鑑別することができます。

スパイロメトリーが異常の場合、閉塞性換気障害、拘束性換気障害などの換気障害をきたしているわけですが、しかしながら、肺過膨張の指標となる残気量や全肺気量はスパイロメトリーでは評価不能であり、残気量、すなわち肺気量分画の測定が重要となります。図1に示すように、同じ閉塞性換気障害の疾患であっても、気腫化を伴った慢性閉塞性肺疾患（chronic obstructive pulmonary disease；COPD）では残気量、全肺気量の増加を伴った閉塞性換気障害をきたします。一方、COPDであっても慢性気管支炎が主体である場合は、残気量の増加を示すものの全肺気量の増加はないか、軽微にとどまることが多いです。また、気管支喘息においても、リモデリングの進んだ重症喘息では残気量の増加を示しますが、非重症喘息では肺気量分画は正常を示すことが多いです。拘束性換気障害では残気量、全肺気量とも低下しています。拘束性換気障害の鑑別においては肺拡散能力が有用であり、間質性肺炎などのびまん性肺疾患では肺拡散能力低下を示し、胸膜疾患、神経筋疾患などの肺実質、間質の障害を伴わない疾患では肺拡散能力正常を示します。

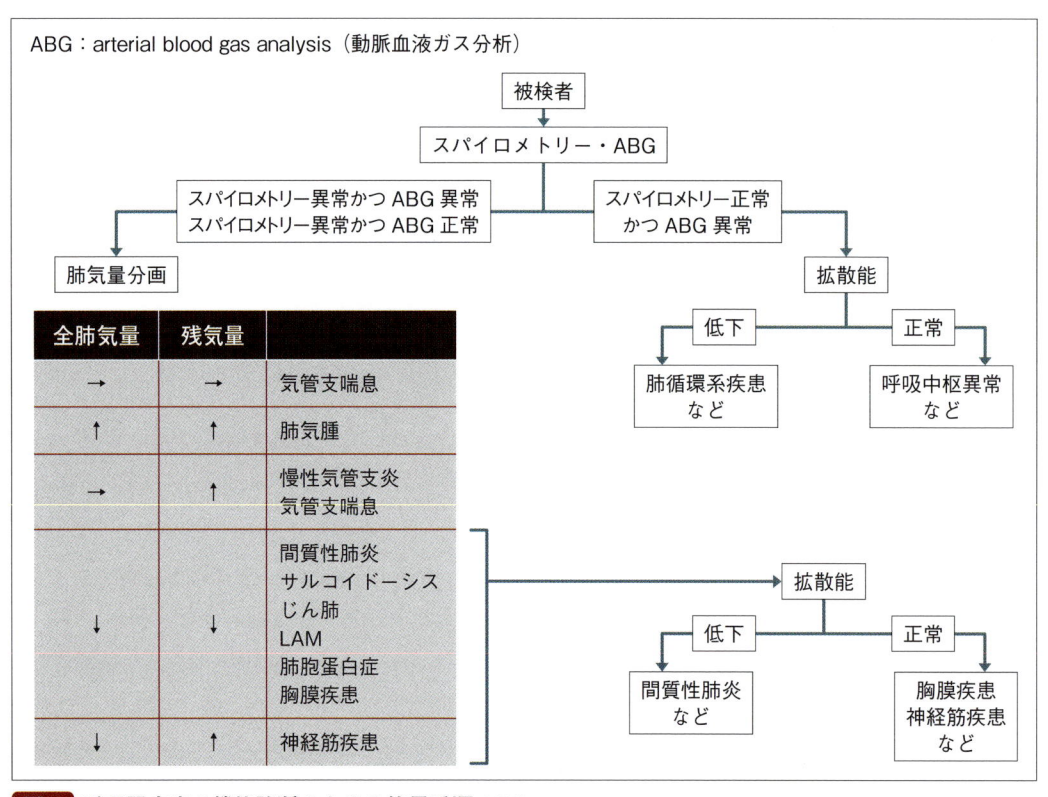

図1 呼吸器疾患の機能診断のための簡易手順 ABG

スパイロメトリーが正常で動脈血ガス分析で低酸素血症を示す場合には、肺循環系の異常や呼吸中枢の異常を考えます。肺高血圧症など肺循環系疾患では肺拡散能力低下を示し、肺実質、間質の障害を伴わない呼吸中枢異常などでは肺拡散能力正常を示します。

残気量（肺気量分画）

　図2に示すように、最大吸気位と最大呼気位の間に安静吸気位と安静呼気位の肺気量位があり、肺活量（vital capacity；VC）は3つの肺気量の単分画の複合となっています。安静呼気位は呼吸筋がリラックスした位置に相当しているため、それを境に、吸気側では一回換気量（tidal volume；TV）および予備吸気量（inspiratory reserve volume；IRV）、呼気側では予備呼気量（expiratory reserve volume；ERV）の分画に分けられます。吸気側の2分画の和は最大吸気量（inspiratory capacity；IC）です。残気量（residual volume；RV）およびその分画を含む機能的残気量（functional residual capacity；FRC）、全肺気量（total lung capacity；TLC）の3つの肺気量は、RVがスパイロメトリーで測定することができないため、肺気量測定を行わなければ知ることができません。TLCは4つの単分画（volumeと表現される）に分けられ、これらの単分画の2つ以上の複合（capacityと表現される）が肺気量分画の構成成分となります。すなわち、「TLC ＝ IRV ＋ TV ＋ ERV ＋ RV ＝ IC ＋ FRC ＝ VC ＋ RV」という関係が成り立っています。

■換気機能診断図

　肺気量を知ること、およびその分画を理解することは、疾患の病態生理の把握、診断、そして臨床では、拘束性換気障害と閉塞性換気障害、さらには混合性換気障害の診断と鑑別において決定的な検査であり、その重症度評価や臨床経過追跡における情報価値が高いです。図3に

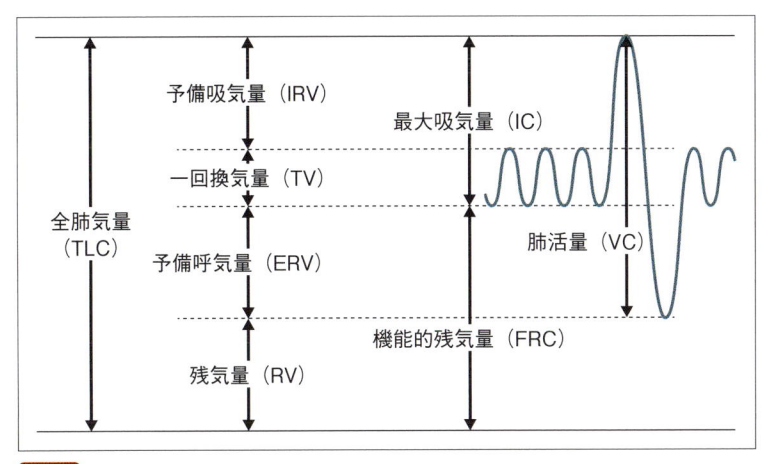

図2　肺気量分画
「安静吸気位」はIRVとTVの境目、「安静呼気位」はTVとERVの境目にある。RVはスパイロメトリーで測定不可。「ヘリウム閉鎖回路法」「窒素洗い出し開放回路法」「体プレチスモグラフ法（ボディボックス法）」等で測る。

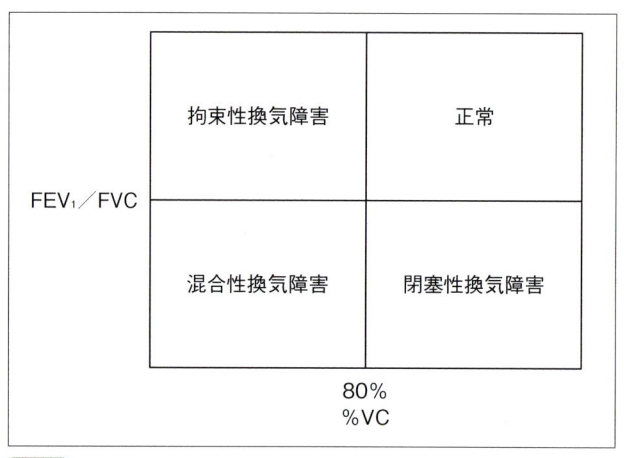

図3 換気機能診断図

表2 FRC の測定方法

1. ガス希釈法（gas dilution method） 　①閉鎖回路法（closed circuit method） 　　ヘリウム（He）法 　②開放回路法（open circuit method） 　　窒素（N_2）洗い出し法
2. 体プレチスモグラフ法（body plethysmograph method）
3. 放射線学的方法（radiologic method）

換気機能診断図を示します。縦軸に1秒率（percent of forced expiratory volume in 1 second；$FEV_{1.0}\%$）、横軸に対標準肺活量率（%VC）を配して、個々の患者の測定値をプロットすることにより、換気障害の分類を容易にするものです。混合性換気障害は閉塞性換気障害と拘束性換気障害の両者の特徴を併せ持つ換気障害であることはイメージできます。混合性換気障害は閉塞性換気障害に拘束性換気障害の機転が加わったものではなく、実際は重度の閉塞性換気障害であることは、図2の肺気量分画を理解すれば容易です。閉塞性換気障害が高度になれば、RV が上昇し、TLC = VC + RV の関係から VC が低下するために閉塞性から混合性に進展することがわかります。

■ FRC の測定方法

RV、FRC、TLC はスパイロメトリーでは測定できないため、表2に示すように一般的にはガス希釈法か体プレチスモグラフ法で測定します。それぞれの方法は基本的には FRC を求める方法であり、その結果とスパイロメトリーの結果を組み合わせて、RV（= FRC − ERV）、TLC（= FRC + IC）を求めます。また上記の2つの方法のほかに、画像による放射線学的方法も知られています。

●ガス希釈法

ガス希釈法には、閉鎖回路法と開放回路法〔窒素（N_2）洗い出し法〕があります。

前者は、既知濃度の指標ガスを含んだ既知容量の容器と肺とを連結し、呼吸を繰り返させて

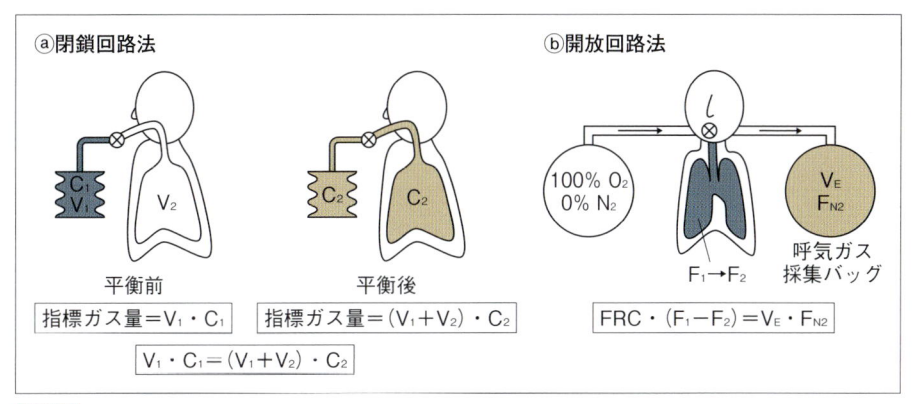

図4 ガス希釈法による FRC の測定（文献2より改変）

V_1：測定前装置内のガス容量、V_2：FRC、C_1：測定平衡前装置内の指標ガス濃度、C_2：測定半衡後の指標ガス濃度、F_1：洗い出し前の肺内窒素濃度、F_2：洗い出し終了時の肺内窒素濃度、V_E：洗い出し終了までの総呼気量、F_{N2}：呼気中平均窒素濃度

両者間の空間内のガスを十分に平衡させると指標ガスが肺容量に希釈されたことになり、指標ガス濃度を測定することにより元々肺に存在する空気量（FRC）を推定する方法です（図4 ⓐ）[2]。指標ガスとしては、肺で吸収されないガスであるヘリウム（He）を用いると、平衡前後で指標ガス量は不変であり、「指標ガス量 = $V_1 \cdot C_1$ = $(V_1 + V_2) \cdot C_2$」が成立します。V_2以外は測定できる量であり、FRC（= V_2）を算出できます。実際の測定では、装置の死腔量、平衡に達するまでの呼吸で呼出される二酸化炭素および摂取される酸素の補正が必要になります。

　後者は、肺内の指標ガスを N_2 とし、洗い出して集めて FRC を求める方法です（図4 ⓑ）[2]。一度呼出した呼気中に含まれる N_2 を再び吸い込むことがないため、開放回路法と呼ばれます。被検者は一方向弁を通して7分間純酸素を吸入し、呼気は別のスペースに呼出させて集める方法が取られています。この間の呼気ガス量（V_E）と平均呼気中 N_2 濃度（F_{N2}）および洗い出し前の肺内 N_2 の濃度（F_1）、洗い出し終了時の肺内 N_2 濃度（F_2）から、FRC $\cdot (F_1 - F_2)$ = $V_E \cdot F_{N2}$ の式により FRC が算出されます。実際に行う場合、装置の死腔量、洗い出し終了時までに体内から肺胞に新たに出てくる N_2 量、吸気酸素中に含まれる微量の N_2 量の補正が必要です。

●体プレチスモグラフ法

　体プレチスモグラフ法は、被検者に密閉された箱（body box）の中へ入ってもらい、呼吸に伴う体容積の変化を測定する方法です。気体の物理法則（ボイルの法則）に基づき、一定温度の条件で一定量のガス容積が圧力に反比例する原理を利用しています。肺内の圧と気量をそれぞれ P と V とし、パンティングという呼吸努力を行わせ、圧力と体積の変化を測定します。パンティング時の肺内圧と気量は $(P + \Delta P)$ および $(V - \Delta V)$ となるため、$P \cdot V = (P + \Delta P) \cdot (V - \Delta V)$ が成り立ち、V（FRC）$\fallingdotseq \Delta V / \Delta P \cdot P$ となります（図5）。

　図6 に各種疾患における肺気量分画の変化を示します。スパイロメトリーでは測定できな

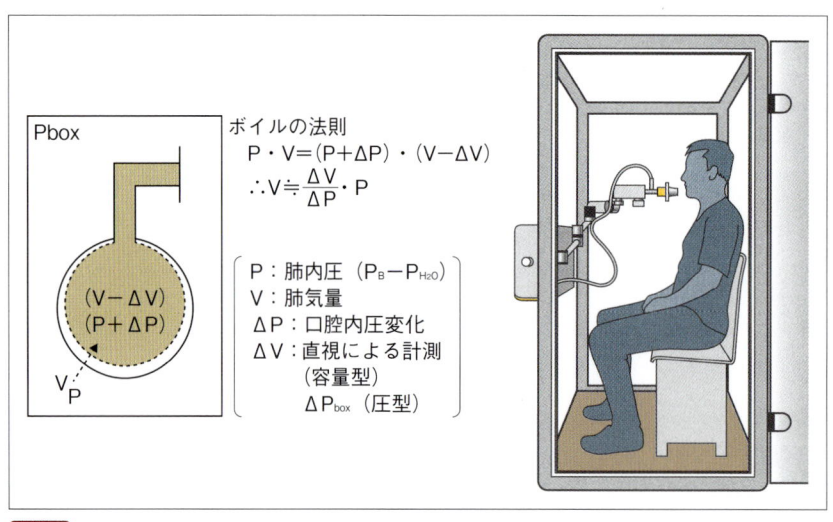

図5 体プレチスモグラフ法による FRC の測定（文献 2 より改変）

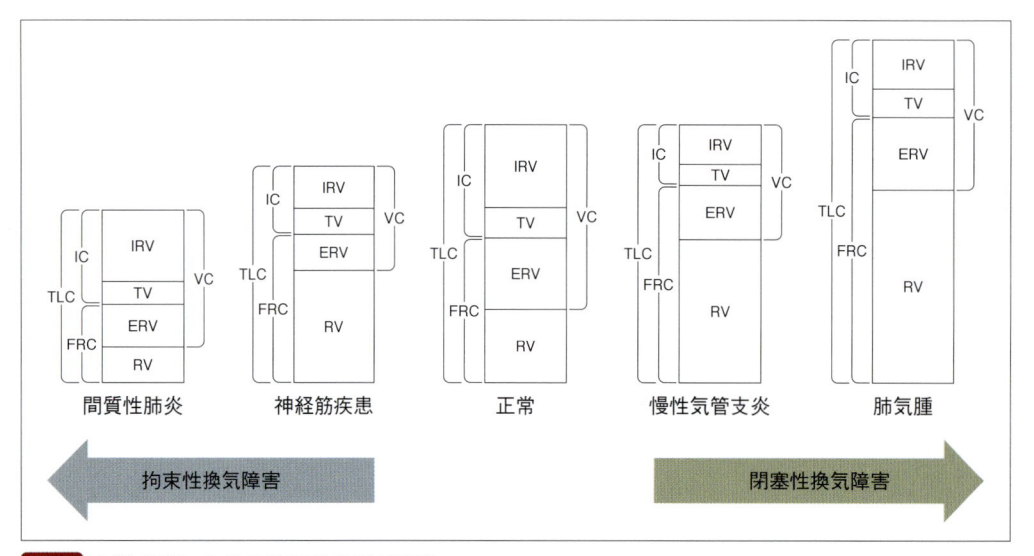

図6 各種疾患における肺気量分画の変化

TLC：全肺気量、IC：最大吸気量、FRC：機能的残気量、IRV: 予備吸気量、TV：一回換気量、
ERV: 予備呼気量、RV：残気量、VC：肺活量

い RV、FRC、TLC を測定して肺気量分画を明らかにすることにより各疾患の病態がより理解可能となります。正常と比較して、VC が低下する拘束性換気障害同士であっても、間質性肺炎では RV 低下、TLC 低下を呈する一方、神経筋疾患では RV 上昇、TLC 低下を示します。また閉塞性換気障害同士であっても、RV、TLC 上昇を示す過膨張を呈しやすい肺気腫や閉塞性細気管支炎と慢性気管支炎や気管支喘息などの差異がみてとれ、同程度の閉塞性換気障害であっても息切れに差があることが理解できます。さらには、換気機能診断図（図3）からは閉塞性換気障害と拘束性換気障害が併存するようにみえる混合性換気障害が、高度の閉塞性換気障害であることも理解しやすいです。

肺拡散能力

呼吸における拡散とは、①肺胞内（気相内）でのガス拡散、②肺胞気から毛細血管内の血液に至る気相から液相へのガス拡散の2つがあります。逆に二酸化炭素は酸素と逆方向に拡散しますが、二酸化炭素は酸素の約20倍拡散能力が大きく、拡散能力がかなり低下してもほとんど差がありません。故に二酸化炭素については拡散障害による影響はほぼありません。拡散障害は、主に②の肺胞気から肺毛細血管血に至る、気相から液相へのガス拡散に生じます。肺胞気から毛細血管内のヘモグロビン分子まで、酸素の拡散には、肺胞上皮、間質、血管壁、血管内皮、血漿、赤血球膜、細胞内液、ヘモグロビン分子といった各種の障壁がありますが、健常者ではほぼ無視できます。一方、疾患肺では拡散面積の減少や、間質肥厚などによる拡散距離の増大により拡散能力は低下して、肺胞気酸素分圧と動脈酸素分圧に差が生じます。そのため、肺拡散能力はガス交換機能検査の二次検査と位置付けられます。

■測定法

肺拡散能力測定にはいくつかの手法があり、詳細は日本呼吸器学会（JRS）の呼吸機能検査ガイドライン[3] に詳しく記載されています。最もよく使用される肺拡散能力（D_{Lco}）の測定法は一回呼吸法（single breath 法）です。被検者に0.3％一酸化窒素（CO）を含むガスを最大呼気位から最大吸気位まで一気に吸入させた後に10秒間呼吸停止をさせて呼出させ、呼出中に死腔ガスの混入を避けるため、はじめの呼気 0.75 L を捨ててその後の 0.5～1L を肺胞気ガスとして採取し、呼吸停止の間に移動した CO の量と肺胞気 CO 濃度をもとに計測し、D_{Lco} を算出します。恒常状態法（steady state 法）は、一回呼吸法が適用できないときに使用される方法です。P_ACO_2 の求め方によって Filley 法と Bates 法があります。Filley 法では 0.1％CO を含む混合ガスを安静換気下で7分間吸入させ、最後の2分間の呼気をダグラスバッグに採取するとともに動脈血採血を行い、D_{Lco} を算出します。Bates 法では、呼気終末採取法を用い、呼気終末肺胞気 CO 濃度を用いて、D_{Lco} を算出します。動脈血採血は検査技師だけではできないため、Bates 法が用いられることが多いです。一回呼吸法の利点としては、手技が簡単で短時間で測定できる点が挙げられますが、一方欠点として、10秒間の呼吸停止ができない患者では測定不能である点、肺活量が少ないと死腔ガスを捨てた後の肺胞気ガス採取ができない点が挙げられます。このため、肺活量の少ない肺線維症患者や呼出に時間がかかる COPD 患者、呼吸不全で呼吸停止を10秒間できない患者には適さない方法です。他方、恒常状態法の欠点としては検査時間が長い点、7分間も CO 吸入するため循環血液中の一酸化炭素濃度（F_{co}）が増加する点が挙げられますが、一回呼吸法で測定が困難な場合には恒常状態法での測定が可能です。ただし、一回呼吸法と恒常状態法を比較した検討では、D_{Lco} が低い患者では恒常状態法にすると一回呼吸法よりも測定した D_{Lco} はかなり低くなる傾向が示されているため、どの測定法で測定されたのか注意が必要です。

基準値については、一回呼吸法では Burrows の式を用いていることが多く、恒常状態法では、わが国では金上の式が知られています[4]。一般に予測値の80％以上を正常と考えます。

肺拡散能力測定にはそのほかに Intra-breath 法あるいは multiple intra-breath 法や再呼吸法などもありますが、詳しくは成書を参考にしていただければと思います。

スパイロメトリーのみでは、見誤ることも！ エキスパートのエピソード

患者は 53 歳女性。白血病に対して末梢血幹細胞移植後 3 年で労作時呼吸困難を自覚しましたが、胸部単純 X 線検査で異常を認めず一旦経過観察となりました。症状が増強するため呼吸器内科外来に紹介となり、スパイロメトリーで拘束性換気障害を認めました。二次検査として肺気量分画を追加したところ、著明な残気量（%RV）、残気率（%RV/TLC）増加を認め、骨髄移植後閉塞性細気管支炎と診断しました。高度の過膨張のために呼気努力が困難で閉塞性換気障害はマスクされていました。過膨張による混合性換気障害がスパイロメトリーのみでは、拘束性換気障害と誤認される可能性があった症例です（図7）。

スパイロメトリー	
FVC	1.37L
%FVC	48.6%
FEV$_1$	1.37L
%FEV$_1$	48.6%
FEV$_{1\%}$	100.0%

胸部単純 X 線検査

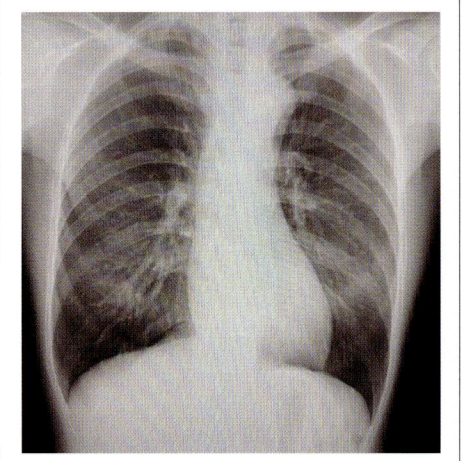

肺気量分画	
FRC	2.93L
%FRC	122.6%
RV	2.52L
%RV	208.3%
TLC	3.94L
%TLC	103.1%
RV/TLC	63.96%
%RV/TLC	201.8%

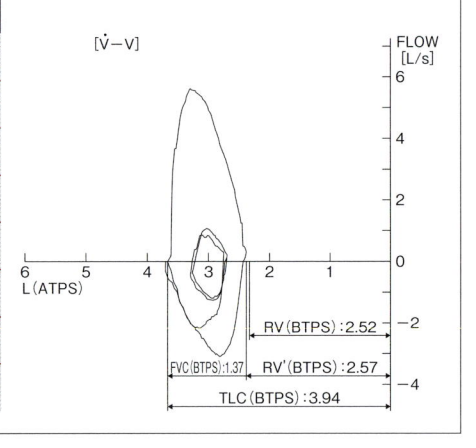

図7 著者自験例
FVC：forced vital capacity（努力肺活量）、FEV$_1$：forced expiratory volume in 1 second（1秒量）、%FEV$_1$：predicted forced expiratory volume in 1 second（%1秒量）

拡散能／残気量 "これ！" ポイント

► スパイロメトリーは呼吸機能検査の基本ですが、すべてではありません。スパイロメトリーで異常を認めれば、残気量（肺気量分画）、肺拡散能力の追加を考慮します。

► スパイロメトリーが正常であっても、原因不明の呼吸困難などがある場合は、二次検査として残気量（肺気量分画）、肺拡散能力を考慮します。

引用・参考文献

1) 飛田 渉. 各種疾患の診断，病態評価のための検査計画. 飛田 渉ほか編. 呼吸器病 New approach 2 機能検査からみた呼吸器診断. 東京，メジカルビュー社，2001，164 9.
2) 日本呼吸器学会 肺生理専門委員会編. 臨床呼吸機能検査. 第 7 版. 東京，メディカルレビュー社，2008，348p.
3) 日本呼吸器学会肺生理専門委員会編. 呼吸機能検査ガイドライン：スパイロメトリー、フローボリューム曲線、肺拡散能力. 東京，メディカルレビュー社，2004，26-41.
4) Kanagami, H. et al. On measurement of the CO pulmonary diffusing capacity in each lung by a modified endtidal sampling method. 呼吸と循環. 9(3), 1961, 169-79.

平位佳歩／浅井一久

Part.2

スパイロ以外の検査（残気量／肺拡散能力）

⑪-2 スパイロ以外の検査：FeNO （拡散能／残気量／オシロメトリー）

　一酸化窒素（NO）は健常人の気道でも少量産生されますが、喘息などⅡ型の下気道炎症がある際、主に気道上皮細胞で誘導型NO合成酵素（iNOS）により過剰に産生されます。したがって、呼気NO濃度（FeNO）は喘息や咳喘息を疑った際の補助診断として、またⅡ型気道炎症のモニタリングとして有用です[1]。

FeNO 値の解釈

　変動性あるいは発作性の呼吸困難、喘鳴、胸苦しさ、咳の反復があり、喘息が疑われる場合、FeNOが35ppb以上であれば、ほぼ確実に喘息と診断できます。正常上限値の37ppb以上での感度は52％、特異度99％です。アレルギー性鼻炎や好酸球性副鼻腔炎がある場合は、喘息が安定していても高値になることがあります。またウイルス感染時にも一過性に上昇することがあります。現喫煙者や経口／吸入ステロイド薬使用例ではFeNOは低下するため、喘息の補助診断指標としては有用性が下がります。一方で吸入ステロイド薬を怠薬すると再上昇するため、アドヒアランスの把握に有用です。また最重症例で生物学的製剤の使用を考慮する場合に、末梢血好酸球数とFeNOのうちFeNOのみ高値の場合は、抗IL-5抗体よりも、抗IL-4受容体α鎖抗体や抗TSLP抗体、抗IgE抗体（通年性吸入抗原への感作例）の使用を考慮します。またFeNO高値例は低値例に比し、将来の増悪や呼吸機能低下が大きいです。

測定の実際

　据置型と携帯型の測定器でリアルタイムに測定できます。わが国では携帯型測定器（NIOX VERO®、NObreath®）が保険適用となっています。最大呼出後、フィルターを通して最大吸気を行い、50mL/sの呼気フローで呼出し約10秒程度維持します。約1分後には測定結果が示されます。測定時はノーズクリップをつけず、一定の呼気フローを保つように声掛けをします。小児でも施行可能な検査であり、患者負担は少ないです。またFeNOと呼吸機能測定を同時に施行する場合は、FeNO測定を先に行います。測定1時間以内は飲食を避けることが望ましいです。

引用・参考文献

1）　タイプ2炎症バイオマーカーの手引き作成委員会／日本呼吸器学会肺生理専門委員会編. タイプ2炎症バイオマーカーの手引き. 東京, 南江堂, 2023, 120p.

松本久子

⑫ 筋力評価（四肢筋・呼吸筋）、咳嗽評価

四肢筋の評価

1 検査の目的
- 入院時や術前などにおいて筋力評価の結果に基づく治療方針を決定するため。
- リハビリテーションにおける目標設定や栄養管理の方針を決定するため。
- 集中治療室（ICU）入室中患者の機能的予後（生命予後も含む）を推定するため。
- 退院後の日常生活動作能力を予測し、社会復帰に向けたプログラム立案のため。

2 検査のタイミング
- リハビリテーション開始時や手術前などに、初期（術前）評価として行います。
- ICU において人工呼吸器装着中の患者に実施する場合は、鎮静が解除されたタイミングで行います。
- リハビリテーション終了時（退院時や転院時）に最終（術後）評価として行います。

3 検査のポイント
- 四肢筋の評価はルーチン評価として実施することが望ましいです。そうすることで患者の経過や機能的予後を把握できるだけでなく、後にデータ解析をすることでさまざまな研究にも応用可能となります。
- 筋力低下は廃用症候群などによる筋萎縮のみならず、筋緊張異常や関節機能の問題などさまざまな要因が関連します。そのため評価を行う際は量的だけでなく、質的な要素についても考慮するべきです。
- ICU 入室中の重症患者に対する筋力評価では、患者の意識レベル（RASS スケールなどを用いる）や協力レベルによって評価の可否や測定方法に工夫が必要となります。したがって、評価のタイミングは鎮静のコントロールも必要であることから多職種間の連携が大切となります。

　四肢筋の評価は患者の身体機能や日常生活動作（ADL）能力に直接影響するため、非常に重要な評価です。そのため急性・慢性呼吸不全患者を問わず、可能な限りすべての患者に対して評価を行い、その後の介入に活かしていくことが大切です。

　ICU において集中的に治療・管理をされている患者では、安静臥床だけでなく、治療過程

におけるさまざまな要因によって発生する身体機能障害として ICU-acquired weakness（ICU-AW）が注目されています。ICU-AW とは重症患者に発症した急性のびまん性の筋力低下のうち、重症病態以外に特別な原因が見当たらない症候群のことです。典型例では、重症病態の発症から数日以内に左右対称の四肢麻痺や筋力低下をきたします。ICU-AW の病態生理については図1に示すように、critical illness polyneuropathy（CIP）と critical illness myopathy（CIM）、そして両者が混在する critical illness neuromyopathy（CINM）、さらに電気生理学的検査でも異常を検出できないびまん性の筋力低下（muscle deconditioning）に分類されています[1]。

　ICU-AW の評価は左右の上肢および下肢の合計 12 の筋力の程度を測定する medical research council（MRC）スケール（**表1**）によって行われます。MRC スケールはリハビリテーション領域で行われる徒手筋力テスト（MMT）とほぼ同様であり、それぞれの筋力を 0 から 5 までの 6 段階で評価し、60 点満点中 48 点以下であれば、ICU-AW と診断されます[2, 3]。ICU-AW 診断基準を**表2**[1]に示しました。この表に記載している通り、24 時間以上空けて 2 回以上実施した結果から判定します。ただし評価する際は患者が完全に覚醒している状態で、評価への理解と協力が必要ですので、例えばせん妄などの意識障害、あるいは認知機能障害を有する場合は評価困難となります。

■ ICU-AW の評価の仕方

　ICU-AW の診断には MRC による筋力評価を実施しますが、まず初めに MRC スケール

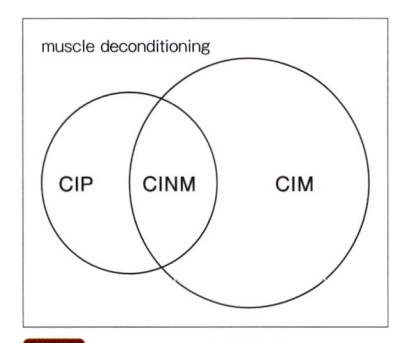

図1 ICU-AW の病態生理
CIP：critical illness polyneuropathy、
CINM：critical illness neuromyopathy、
CIM：critical illness myopathy

表1 MRC スケールによる筋力評価

Grade 0	視診あるいは触診において収縮がない
Grade 1	視診あるいは触診によりわずかな収縮が認められるが、四肢の動きはみられない
Grade 2	重力を除いた状態ではほぼ全可動域関節を動かせる
Grade 3	重力に抗してほぼ全可動域を動かせる
Grade 4	中等度の抵抗に抗してほぼ全可動範囲動かせる
Grade 5	正常筋力

表2 ICU-AW の診断基準 （文献 1 を参考に作成）

下記 1、2、3 または 4、5 を満たす
1. 重症疾患罹患後に全身性の筋力低下が生じた
2. 筋力低下はびまん性（近位筋、遠位筋とも）、左右対称性、弛緩性であり、脳神経支配筋は障害されない
3. 24 時間以上あけて 2 回行った MRC スコアの合計が 48 点未満、または検査可能な筋の平均 MRC スコアが 4 点未満
4. 人工呼吸器に依存している
5. 他に筋力低下をきたす原因がない

Grade3 の筋力を評価し、その結果に応じて MRC スケール Grade4 あるいは 2 の評価へと進めていきます。ただし評価の際は適宜休憩を入れ、必要に応じて評価前に気管内吸引を実施しておくようにします。評価を行うときは、まず他動的に患者の上下肢を動かして必要な動きを示した後、患者に自身で力を入れるよう指示します。評価は右手側から始め、1 つの筋群に対する評価が終わったら、反対側の同筋の評価を実施します。左右の上肢、下肢で得られた筋力の値を合計し、合計 MRC スコアを算出します。

　一方、ICU-AW で用いられる MRC スコアと握力との相関関係が認められることから、ICU 患者の全体的な筋力を把握する方法として握力が用いられることもあり、Cut off 値として男性 11kg、女性 7kg が示されています[4]。

四肢筋評価 "これ！" ポイント

▶ICU-AW に罹患すると、人工呼吸器装着期間が延長する、ICU の滞在日数や入院期間が延長する、さらには死亡率が上昇することなどが報告されています[5, 6]。

▶四肢の筋力低下や麻痺などがその後も後遺症として残存し、その結果、身体機能が数カ月から数年にわたって改善しないことなどが問題となっています。

▶ICU-AW 予防および早期改善のため、可能な限り早期からの診断を行うことが大切です。

吸気筋力／呼気筋力の評価

1 検査の目的

・呼吸筋の弱化がある患者を特定するためのスクリーニング手段として。

・人工呼吸器抜管の可否を判定する予測指標として用いるため。

・全身持久力・咳嗽力・嚥下機能の予測指標として用いるため。

2 検査のタイミング

・リハビリテーション開始時や終了時など、定期的な評価の一つとして行います。

・ICU における人工呼吸器管理中の患者で抜管の可否を検討する際に行います。

3 検査のポイント

・呼吸筋力の測定には一般的に口腔内圧計（図 2）を用い、最大吸気口腔内圧（maximal inspiratory pressure; MIP）と最大呼気口腔内圧（maximal expiratory pressure; MEP）を測定します。

・MIP は残気量位から最大吸気努力にて、MEP は全肺気量位から最大呼気努力にて各 3 回測定します。MIP および MEP は各測定値の差が 10％未満の場合に最大値を記録します。

- ・MIP、MEP どちらも、主動作筋に加え呼吸補助筋も反映しており、呼吸筋全体の評価であるという点に注意が必要です。
- ・呼吸筋を個別に評価する場合には、超音波画像診断装置などを用いる必要があります。
- ・ICU における人工呼吸器装着中の患者から安定期の患者までさまざまな場面で測定が可能です。
- ●基準値●
- ・健常成人の基準値の目安として以下の数値が参考となります。
  MIP：男性で 83cmH$_2$O、女性で 57cmH$_2$O、
  MEP：男性で 174cmH$_2$O、女性で 116cmH$_2$O。
  ただし年齢によって基準値は変わってきます。
- ・人工呼吸器を離脱するためのカットオフ値
  MIP：25〜30cmH$_2$O

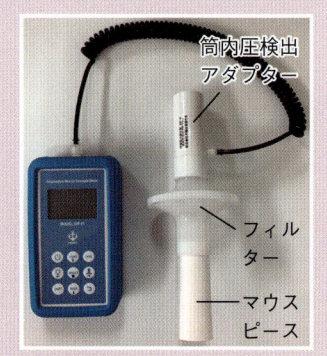

図2 口腔内圧計の例（IOP-01）

筒内圧検出アダプター / フィルター / マウスピース

呼吸筋力は吸気筋群と呼気筋群で構成されます。吸気筋は、主動作筋である横隔膜、外肋間筋、呼吸補助筋である斜角筋、胸鎖乳突筋、肋骨挙筋、胸筋群で構成され、呼気筋は内肋間筋、補助筋である腹横筋、腹直筋、内外腹斜筋で構成されます。

呼吸筋力の役割は、各呼吸筋と協調的な収縮運動によって胸郭運動を促して換気を行うことです。換気運動は呼吸不全と密接に関連しており、呼吸筋は換気運動において重要な役割を担います。

ポイント

呼吸サルコペニア

加齢に伴う骨格筋機能障害として、サルコペニアはさまざまな有害健康転帰に影響することは周知のとおりですが、近年サルコペニアは、四肢の骨格筋のみでなく呼吸筋にも及ぶ可能性が示唆され、呼吸サルコペニアの概念が提唱されています。全身性サルコペニアと呼吸サルコペニアの相互作用について**図3**[7] に示します。呼吸サルコペニアは呼吸筋力の低下と呼吸筋量の減少で診断されます[7]。

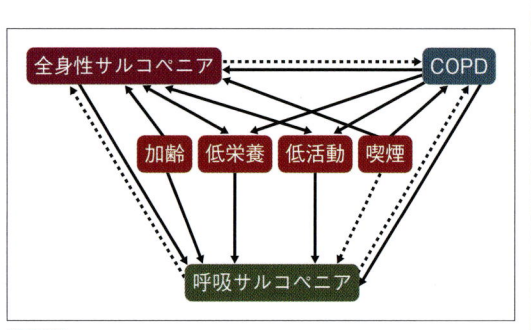

図3 全身性サルコペニアと呼吸サルコペニアとCOPD の相互作用（文献7より引用）

全身性サルコペニア　COPD　加齢　低栄養　低活動　喫煙　呼吸サルコペニア

横隔膜を主とした吸気筋力は、一秒量や最大吸気量などの呼吸機能と関連し、全身持久力や

呼吸困難感などの換気機能障害やポンプ不全、生存率などの重要な指標として使用されます[8]。また超音波画像診断装置を用いた評価で、呼吸器疾患患者では筋厚は萎縮し、可動性が低下していることに加え、人工呼吸器装着患者における横隔膜機能不全は予後不良因子であると報告されています[9]。そのため、人工呼吸器装着患者における呼吸筋評価は抜管の予測指標としても用いられています[10, 11]。一方、呼気筋力は全身持久力と関連することに加え、咳嗽力や嚥下機能と関連して肺炎発症の指標として用いられています[12, 13]。

呼吸筋力の弱化は呼吸器疾患の併存例のみならず、加齢や神経筋疾患、低栄養などのさまざまな要因が関与しているため、多職種間で呼吸筋力の重要性を理解することが重要です。

ポイント

MIP のチェックポイント

- 人工呼吸器ウィーニングの指標として、MIP が 25〜30cmH$_2$O 以上が必要です[14]。
- 慢性閉塞性肺疾患患者では MIP が 55cmH$_2$O を下回ると PaCO$_2$ が急激に上昇します[15]が、これは呼吸筋の弱化に伴う呼吸筋疲労によって肺胞低換気が惹起された現象です。

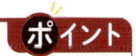

呼吸筋力評価が奏功した例

症例紹介：50 歳代の男性、COPD stage Ⅳ。COPD 増悪の頻度が増加し、呼吸困難により身体活動量、ADL 能力の低下を認めたため 2 週間の教育的呼吸リハビリテーション入院となりました。

評価：6 分間歩行試験 62m（修正ボルグスケール呼吸困難 7、下肢疲労 5）、MIP 52.8cmH$_2$O、MEP 105.5cmH$_2$O、骨格筋量指数：5.37kg/m^2、咳嗽力（cough peak flow：CPF）100mL、喀痰量（膿性粘稠痰）は多く、自己排痰困難でした。

評価結果より、四肢骨格筋量の減少、呼吸筋力の弱化、気道クリアランスの低下に起因する呼吸困難の増強が認められました。

介入：本症例は肺炎による再入院リスクが高いことが予測され、まずは気道クリアランスの改善を図ることが呼吸困難の軽減につながり、アドヒアランスや運動療法の効果を高めることができると考え、理学療法プログラムを立案しました。

自己排痰能力の改善に向けて、①呼吸筋トレーニング、②排痰機器の導入、③ハフィングと排痰機器を併用した排痰指導、④病棟看護師と協力し、排痰の習慣化を図りました。

結果：6 分間歩行試験 138m（修正ボルグスケール呼吸困難 6、下肢疲労 4）、MIP 62.1cmH$_2$O、MEP 122.9cmH$_2$O、CPF 150mL となりました。

結論：本症例において呼吸筋力への介入は、排痰コントロールの定着や気道クリアランスの改善に伴う全身持久力、健康関連 QOL の改善につながる結果となりました。また、病棟看護師と協力したことで、日常場面での排痰の意識付けをより強化することができ、セルフマネジメント能力の改善へつながりました。

▶呼吸筋力の弱化は呼吸器疾患の患者のみならず、さまざまな疾患や病態によって生じる可能性があります。

▶呼吸筋力の評価は、肺炎発症や人工呼吸器の離脱の予測など、さまざまな領域において重要な指標となるため、呼吸筋評価の重要性について多職種間で共通認識をもっておくことが重要です。

咳嗽評価

1 検査の目的

・咳嗽力（痰の喀出能力）を把握するため。

・外科手術を受ける患者の場合、術後の呼吸器合併症発生のリスクを把握するため。

・高齢者を中心に誤嚥性肺炎発症のリスクを把握するため。

2 検査のタイミング

・呼吸機能評価の検査項目の1つとして行います。

・外科手術前の評価項目の1つとして行います。

3 検査のポイント

・咳嗽評価では一般にピークフローメーターを用いた咳嗽時の最大呼気流量である CPF が用いられます。

・対象者に最大吸気後に随意的に最大咳嗽をしてもらい、その時のピークフローを CPF とします。

・3〜6回（変動率5%未満）の測定を実施して、最大値を記録します。

●基準値●

成人の CPF 450〜600L/min[16]。※ただし加齢に伴って低下します。

自己排痰が可能な CPF 値 240L/min 以上、気管吸引が必要となる値は 100L/min[17]。

咳嗽とは、外部から侵入しようとする細菌や異物を除去するための重要な生体防御反応です。世界でも類を見ないほどの超高齢社会である日本における死因の上位には、肺炎、誤嚥性肺炎がありますが、これには高齢者が誤嚥した場合や喀痰が貯留した際、誤嚥物や喀痰を排出するために必要な咳嗽能力が低下していることも影響していると考えられます。また咳嗽能力の低下は外科術後の喀痰排出能力の低下につながり、呼吸器合併症発症のリスクになります。そのため多職種間で咳嗽評価の結果を共有し、呼吸器合併症予防に努めることが重要です。

咳嗽時の CPF 測定における信頼性と妥当性は既に検証されており、CPF の値は排痰能力とも密接な関連が認められています[18]。

咳嗽評価 "これ！" ポイント

▶ 咳嗽評価は、術後の呼吸器合併症の予測や高齢者の誤嚥性肺炎のリスクを評価する上で重要な指標です。

▶ ピークフローメーターがあれば誰でも簡便に評価できるため、医療機関のみならず、高齢者施設や在宅等においても実施されるべきです。

引用・参考文献

1) Stevens, RD. et al. A framework for diagnosing and classifying intensive care unit-acquired weakness. Crit Care Med. 10 Suppl, 2009, S299-308.
2) De Jonghe B. et al. Paresis acquired in the intensive care unit: a prospective multicenter study. JAMA. 288 (22), 2002, 2859-67.
3) Turan, Z. et al. Medical Research Council-sumscore : a tool for evaluating muscle weakness in patients with post-intensive care syndrome. Crit Care. 24 (1), 2020, 562.
4) Ali, NA. et al. Acquired weakness, handgrip strength, and mortality in critically ill patients. Am J Respir Crit Care Med. 178 (3), 2008, 261-8.
5) Schweickert, WD. et al. ICU-acquired weakness. Chest. 13 (5), 2007, 1541-9.
6) Thille, AW. et al. Role of ICU-acquired weakness on extubation outcome among patients at high risk of reintubation. Crit Care. 24 (1), 2020 Mar 12, 86.
7) Sato, S. et al. Respiratory sarcopenia: A position paper by four professional organizations. Geriatr Gerontol Int. 23 (1), 2023, 5-15.
8) Silva, RN. et al. Respiratory muscle strength can improve the prognostic assessment in COPD. Sci Rep. 14 (1), 2024 May, 12360.
9) Sklar, MC. et al. Association of Low Baseline Diaphragm Muscle Mass With Prolonged Mechanical Ventilation and Mortality Among Critically Ill Adults. JAMA Netw Open. 3 (2), 2020, e1921520.
10) Dres, M. et al. Diaphragm dysfunction during weaning from mechanical ventilation: an underestimated phenomenon with clinical implications. Crit Care. 22 (1), 2018, 73.
11) Zambon, M. et al. Assessment of diaphragmatic dysfunction in the critically ill patient with ultrasound: a systematic review. Intensive Care Med. 43 (1), 2017, 29-38.
12) Okazaki, T. et al. Respiratory Muscle Weakness as a Risk Factor for Pneumonia in Older People. Gerontology. 67 (5), 2021, 581-90.
13) Jang, BS. et al. Usefulness of Maximal Expiratory Pressure in Evaluating Dysphagia after Ischemic Stroke. J. Korean Dysphagia Soc. 11, 2021, 59-66.
14) 横山仁志ほか. 呼吸筋力と肺コンプライアンスの関係が換気指標と抜管の成否に及ぼす影響. 人工呼吸. 29 (1), 2012, 62-9.
15) Rochester, DF. et al. Determinants of maximal inspiratory pressure in chronic obstructive pulmonary disease. Am Rev Respir Dis. 132 (1), 1985, 42-7.
16) Sancho, J. et al. Comparison of peak cough flows measured by pneumotachograph and a portable peak flow meter. Am J Phys Med Rehabil. 83 (8), 2004, 608-12.
17) 山川梨絵ほか. 排痰能力を判別する cough peak flow の水準：中高齢患者における検討. 人工呼吸. 27 (2), 2010, 260-6.
18) 山川梨絵ほか. Cough Peak Flow 測定の信頼性と妥当性. 日本呼吸ケア・リハビリテーション学会誌. 22 (1), 2012, 110-4.

玉木 彰、野口雅矢

⑬ 6分間歩行試験（6MWT）と漸増シャトルウォーキングテスト(ISWT)

1 検査の目的
6MWT：患者の日常生活における運動耐容能の評価。
ISWT：患者の最大運動能力に関するより詳細の評価。

2 検査のタイミング
・診断時や病状の初期段階での実施が理想的です。
・薬物療法や呼吸リハの開始前、経過中（定期的に実施）、終了後それぞれで実施します。

3 検査時のポイントと注意点
・6MWTとISWTは通常、2回実施します。
・1回目の後、10分の休憩を挟んで2回目を行います。
・患者が疲労や呼吸困難を訴えた場合には、無理は禁物です。休憩を促し、必要に応じてテストを中止します。

はじめに

　6分間歩行試験（6-minute walk test；6MWT）と漸増シャトルウォーキングテスト（incremental shuttle walking test：ISWT）は、運動耐容能を評価するためのフィールド歩行テストです。6MWTとISWTは、呼吸器疾患のみならず、心血管疾患、神経疾患、肥満、糖尿病、がん患者のリハビリテーション（以下、リハ）など、幅広い臨床領域で活用されています。

　特に慢性閉塞性肺疾患（chronic obstructive pulmonary disease；COPD）や間質性肺炎（interstitial pneumonia；IP）などの呼吸器疾患を抱える患者に対して、6MWTやISWTは重要な役割を果たします。これらのテストは、患者の機能的状態を正確に把握し、運動耐容能を評価するためには不可欠であり、必須の評価項目となります。

　6MWTは、患者の日常生活における活動能力を反映する指標として広く用いられ、そのシンプルな実施方法と高い有効性から、多くの臨床現場で採用されています。一方、ISWTは運動負荷を段階的に増加させることで、患者の最大運動能力を評価し、より精度の高いデータを提供します。なお、シャトルウォーキングテストには漸増負荷と定負荷の2種類の方法がありますが、臨床現場で一般的に使用されるのはISWTです。

　本稿では、6MWTとISWTが呼吸関連の評価の枠組みの中で、どのような意義をもち、実践的にどのように応用されているかについて考察します。これまでの研究やエビデンスに基づ

き、これらのテストが呼吸器疾患の管理や治療効果の評価にどのように寄与しているかを探り、中級から上級レベルの看護師が日々の実践で直面する疑問に応える形で、これらのテストに関する知見と臨床的な活用をまとめていきます。

検査の概要

6MWT は、30m の直線歩行路を設定し、6 分間でできるだけ長く歩くよう指示して、セルフペースで歩行させる検査です。歩行の途中で休憩することができるので、重症例やフレイルを合併している症例に対しても有効なテストです。結果は 6 分間で歩行した総距離を 6 分間歩行距離（6-min walk distance：6MWD）として表されます。

ISWT は、10m の歩行路を設定し、規則的な間隔の信号音に合わせて歩行を行う検査です。信号音に従って、シャトルレベル 1（時速 1.80km）から最大のレベル 12（時速 8.35km）まで段階的に増加し、患者が歩行を続けられる限界まで評価します。通常、標準化のため指定のCD の音声を用いて実施されます。結果は達成した最高のシャトルレベルでの歩行距離で報告されます。

検査の目的

6MWT は、患者の日常生活における運動耐容能を評価し、移動能力や活動レベルの指標として使用されます。特に日常生活に近い状況での運動耐容能を把握するのに役立ちます。処方する運動療法の種類、薬物療法や呼吸リハの効果の評価、および予後予測において重要な役割を果たします。

ISWT は、患者の最大運動能力をより詳細に評価するためのテストであり、運動耐容能を定量的に評価します。患者の運動能力の限界を測定し、その治療効果の評価や予後予測に有用です。運動負荷を徐々に増加させることで、患者の最大努力レベルを測定し、その結果を薬物療法や呼吸リハの計画に反映させることができます。

検査のタイミング

診断時や病状の初期段階において、基礎的な運動耐容能を評価しておくのが理想的となります。そして、薬物療法や呼吸リハを開始する前には開始時評価として、経過中には進捗状況を把握するためにフォローアップとしての評価を定期的に行います。さらに、薬物療法や呼吸リハ終了後には、これらの効果を確認し、患者の運動耐容能の変化を評価するために実施します。

病期別の評価では、急性期には急性症状が安定した後に実施します。安定期においては、薬物療法や呼吸リハの効果を定量的に評価するために定期的に実施することが推奨されます。また、症状が変化した場合や治療方針を見直す必要がある場合にも評価は必要となります。

検査の方法

　検査を開始する前に、歩行路の安全を確認し、静かで落ち着いた環境を整えることが重要です。6MWT では、30m の平坦で直線的な歩行路を使用し、その両端に折り返しの目印を設置して距離を正確に計測します（図1）。ISWT では、10m の歩行路を設定します。目印のコーンは 9m 離して置き（10m の両端から 50cm 離れたところ）、ターンを含めた 10m の歩行距離で測定します（図2）。

　検査には、パルスオキシメータや血圧計を準備します。6MWT では、患者に対し、6分間でできるだけ長い距離を歩くよう説明し、途中で息切れや疲労などにより、立ち止まったり、壁にもたれたりして休憩できることを伝えます。また、測定中は次のような声かけを行い、無駄な会話は控えます。

・1分後：「うまく歩けていますよ。残り時間はあと5分です」
・2分後：「その調子を維持してください。残り時間はあと4分です」
・3分後：「うまく歩けていますよ。半分が終了しました」
・4分後：「その調子を維持してください。残り時間はあと2分です」
・5分後：「うまく歩けていますよ。残り時間はあと1分です」

　6分経過後、患者に歩行を止めてもらい、その時点の歩行距離を記録します。

　ISWT では、患者に信号音に合わせて歩くよう指示し、信号音が鳴るたびに歩行ペースが速くなることを説明します。休憩や信号音に遅れた場合、テストが終了することも伝えておきます。テスト終了時には、最終到達段階の歩行距離や歩行時間を記録します。

検査時のポイントと注意点

　6MWT と ISWT は通常、2回実施します。1回目の後、10分の休憩を挟んで2回目を行います。これは、患者が1回目のテストで緊張や慣れない環境の影響を受け、2回目のテストでより安定したパフォーマンスが得られることがあるためです。結果は2回のテストのうち良い方を採用します。

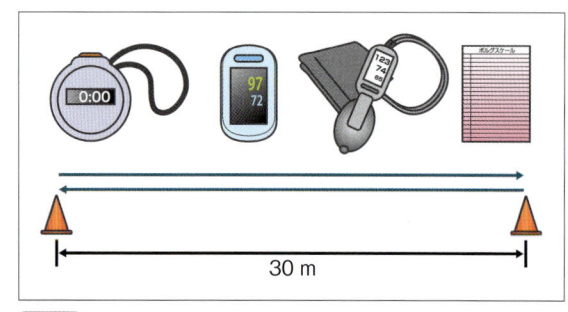

図1 6分間歩行試験（6MWT）

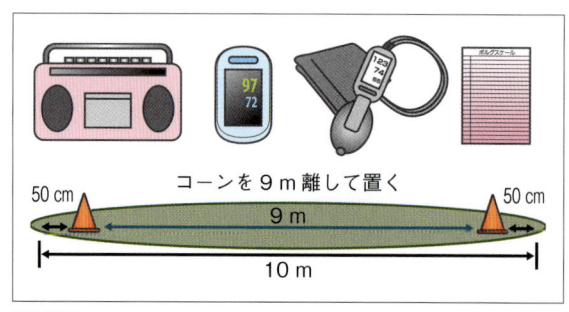

図2 漸増負荷シャトルウォーキングテスト（ISWT）

6MWT と ISWT の実施中および終了後には、患者の SpO_2、Borg スケール、心拍数、血圧をモニタリングします。特に異常が見られた場合は迅速に対応し、患者が疲労や呼吸困難を訴えた場合には、無理をさせず休憩を促し、必要に応じてテストを中止します。歩行中にバランスを崩したり異常な症状が見られたりした際には、速やかな対応が必要です。

なお、検査前には、患者の健康状態や既往歴を確認し、急性の心肺症状や体調不良がある場合は無理にテストを実施しないようにします。また、患者には動きやすい服装と歩きやすい靴を着用してもらいます。緊急時に対応できるように、医療スタッフが待機し、必要な救急対応機器を準備しておくことも重要です。テストの目的や方法、リスクについて事前に患者に説明し、インフォームドコンセントを取得してからテストを実施します。

検査の予測値

6MWT の予測式については、欧米の報告がありますが、日本人に適した予測値としては、スポーツ庁が発表した令和 2 年度の体力・運動能力調査報告書を参考にする方が適切と考えられます（表1）[1]。

COPD などの呼吸器疾患では、6MWT が 400m 以上の歩行距離は比較的良好な運動耐容能を示し、300m 未満は低い可能性があると考えられます。治療開始前のベースラインの結果が 450m 以上の場合は、いわゆる天井効果となり、薬物療法や呼吸リハによる改善効果が表れにくくなります。歩行距離が短い場合には予後が不良である可能性が高いことを示し、COPD や心疾患では 300m 未満は予後不良の目安としてよいと考えます。

一方、ISWT については、6MWT とは異なり天井効果がないため、比較的良好な体力をもつ患者や運動耐容能が高い患者に対しても適切な評価が可能となります。日本人に関するデータはありませんが、英国の研究では、健康人を対象にした ISWT の予測距離が示されています。その予測式は、「ISWT 予測距離 =1449.701 -（11.735 × 年齢）+（241.897 ×性別［男性 =1、女性 =2］）-（5.686 × BMI）」とされています[2]。

表1 わが国の 6 分間歩行テスト（6MWT）の予測値（文献 1 より転載）

| 年齢 | 6 分間歩行 | | | | | (m) |
| | 男子 | | | 女子 | | |
	標本数	平均値	標準偏差	標本数	平均値	標準偏差
65-69	118	653.97	95.09	163	611.43	65.50
70-74	126	636.68	92.67	199	587.53	71.54
75-79	136	615.10	93.12	151	554.30	82.46

中級者から上級者レベルで看護師が押さえるべきポイント

6MWT と ISWT は、患者の運動耐容能を評価するだけでなく、運動処方の計画や治療効果の評価においても重要な役割を果たします。6MWT は運動処方をする際には、300m 未満の場合で、全身や下肢の疲労感が強い症例では、有酸素運動よりもレジスタンストレーニングを、6 分間連続して歩行ができない対象者に対しては、ADL トレーニングやレジスタンストレーニングを優先してよいと思われます。また、ISWT で 350m 以上は良好な耐容能、250m 未満は低い耐容能と推定されるため、これを考慮した運動処方が考えられます。

さらに 6MWT と ISWT の検査結果から推定される最大酸素摂取量（peak $\dot{V}O_2$）や臨床的に意味のある最小変化量（minimal clinically important difference；MCID）は、臨床における判断材料として非常に有用です。これらのポイントを理解し、臨床実践に適用することで、より効果的な患者ケアを提供することが期待されます。

● peak $\dot{V}O_2$ の予測

peak $\dot{V}O_2$ を推定する予測式について、いくつかの報告があります。6MWT からは、日本の COPD 患者に対する報告では、「peak $\dot{V}O_2$ ＝ 0.014 × 6MWT の歩行距離－ 0.127 × 年齢＋ 0.049 ×％1 秒量＋ 12.477」[3]、中度から重度の呼吸器疾患と心疾患の患者を対象とした報告では、「Mean Peak $\dot{V}O_2$＝ 4.948+0.023 × Mean 6 MWD」[4]、という式が提案されています。さらに「peak $\dot{V}O_2$＝0.006 × 6MWT の歩行距離÷ 0.305+3.38」[5]、といった予測式もあります。

ISWT から推定される peak $\dot{V}O_2$ に関しては、日本の COPD 患者に対する報告では、「peak $\dot{V}O_2$ ＝ 0.012 × ISWT の歩行距離－ 0.091 ×年齢＋ 0.036 ×％一秒量＋ 12.589」[6] や同じく COPD 患者を対象とした「peak $\dot{V}O_2$＝0.025 × ISWT の歩行距離 +4.19」[7] という予測式が報告されています。さらに、ISWT の結果を使用して、最大作業量と METs を推定する方法も提案されており、これらの予測式は、運動処方など呼吸リハ計画おいて有用な指標となります。

● MCID について

6MWT や ISWT の結果を用いて、薬物療法や呼吸リハの効果を評価する際には、MCID が重要な指標となります。MCID とは、患者にとって有益な変化と見なされる最小限の変化量を意味し、この値を超える変化が見られれば、その薬物療法や呼吸リハが臨床的に有意義な改善をもたらしたと判断できます。

6MWT における MCID は、多くの報告で示されています。COPD 患者の場合、25m[8]、35m[9]、54m[10] などが報告されており、特発性肺線維症患者では、21.7〜37m[11]、24〜45m[12] が MCID として提案されています。また、ISWT の MCID に関しては、COPD 患者では 47.5m[13] とされています。MCID は治療効果の評価において、実質的かつ臨床的に意味のある改善が得られているかを判断するための重要な基準となります。

6MWT と ISWT “これ！”ポイント

▶ 表2 に 6MWT と ISWT を比較するため、主要な違いや類似点をまとめました。この表を参考に、検査の目的や方法、評価基準に基づいて、適切な運動耐容能の評価を行う際の指針として活用ください。

表2 6MWT と ISWT の比較

	6MWT	ISWT
目的	日常生活における運動耐容能の評価	最大運動能力の詳細な評価
歩行路	直線で 30m	直線で 10m
実施時間	6 分間	患者の能力によって変動
歩行方法	自己選択のペースでの歩行	漸増的なペースでの歩行
歩行スピード	指定なし	指定あり（CD の信号音に合わせる）
実施回数	通常 2 回（最良結果採用）	通常 2 回（最良結果採用）
評価項目	歩行距離、SpO_2、Borg スケールなど	最大歩行距離、SpO_2、Borg スケールなど
結果の利用	効果判定、予後予測、運動処方	効果判定、予後予測、運動処方、METs 推定
$peak\dot{V}O_2$	（=0.014 × 6MWD−0.127 ×年齢）など	（=0.025 × ISWT 距離 +4.19）など
MCID	COPD 患者：25〜54m 特発性肺線維症：21.7〜45m	COPD 患者：47.5m

引用・参考文献

1) スポーツ庁. 令和2年度 体力・運動能力調査報告書 令和3年9月. https://www.mext.go.jp/sports/content/20210927-spt_kensport01-000018161_6.pdf
2) Probst, VS. et al. Reference values for the incremental shuttle walking test. Respir Med. 106 (2), 2012, 243-8.
3) 有薗信一ほか. 6分間歩行テストと漸増シャトルウォーキングテストによる COPD 患者の最高酸素摂取量の予測式. 日本呼吸ケア・リハビリテーション学会誌. 18 (2), 2008, 160-5.
4) Ross, RM. et al. The six minute walk test accurately estimates mean peak oxygen uptake. BMC Pulm Med. 10: 31, 2010.
5) Cahalin, LP. et al. The Six-Minute Walk Test Predicts Peak Oxygen Uptake and Survival in Patients with Advanced Heart Failure. Chest. 110 (2), 1996, 325-32.
6) Singh, SJ. et al. Comparison of oxygen uptake during a conventional treadmill test and the shuttle walking test in chronic airflow limitation. Eur Respir J. 7 (11), 1994, 2016-20.
7) Holland, AE. et al. Updating the minimal important difference for six-minute walk distance in patients with chronic obstructive pulmonary disease. Arch Phys Med Rehabil. 91 (2), 2010, 221-5.
8) Puhan, MA. et al. Interpretation of treatment changes in 6-minute walk distance in patients with COPD. Am J Respir Crit Care Med. 177 (11), 2008, 1285-93.
9) Redelmeier, DA. et al. Interpreting small differences in functional status: the six minute walk test in chronic lung disease patients. Am J Respir Crit Care Med. 155 (4), 1997, 1278-82.
10) King, TE. et al. A Phase 3 Trial of Pirfenidone in Patients with Idiopathic Pulmonary Fibrosis. N Engl J Med. 370 (22), 2014, 2083-92.
11) du Bois, RM. et al. Six-minute-walk test in idiopathic pulmonary fibrosis: Test validation and minimal clinically important difference. Am J Respir Crit Care Med. 183 (9), 2011, 1231-7.
12) Singh, SJ. et al. Minimum clinically important improvement for the incremental shuttle walking test. Thorax. 63 (9), 2008, 775-7.
13) Harrison, SH. et al. Age-specific normal values for the incremental shuttle walk test in a healthy British population. J Cardiopulm Rehabil Prev. 33 (5), 2013, 309-13.

髙橋仁美

Part.3

画像検査

⑭ 胸部 X 線（ポータブル X 線を含む）

① 胸部 X 線の目的
下部頸椎から上腹部までの疾患を評価するためです。

② 胸部 X 線を指示するタイミング
下部頸椎から上腹部までの疾患を想定して検査の指示を出します。

③ 胸部 X 線のポイント
頸椎・胸椎・肺野・縦隔・心臓・上腹部などの情報量が多く、呼吸不全の患者の評価に必須の検査です。

胸部 X 線画像の解説

頸部肺、気管の位置

　胸部単純正面画像の立位像では、鎖骨が内側から肩上がりに外側に走行し頸部肺が鎖骨より上に同定できるかがポイントです（図1）。ICU などで頻用されるポータブル画像は頸部肺が確認できず、心臓の大きさが立位より 25％ほど大きく見えます（図2）。胸部正面画像では両側肺門部に着目し、一般に心臓を乗り越えて左主気管支が走行するので左が高くなります（図3）。側面画像では皮下組織の量が上肺野で多いので上部胸椎がやや見づらく、皮下組織が減少する下部胸椎の辺縁が同定しやすくなり、この規則に従わない場合に胸椎に重なる病変が鑑別に挙がります（図4）。また側面画像で 2 つの丸い構造物が見えますが、上にあるのが上位で分岐する右主気管支入口部、下に見えるのが左主気管支入口部です（図5）。下大静脈後縁が心臓の後縁と交差し、心不全では下大静脈が背部に偏位します（図6）。

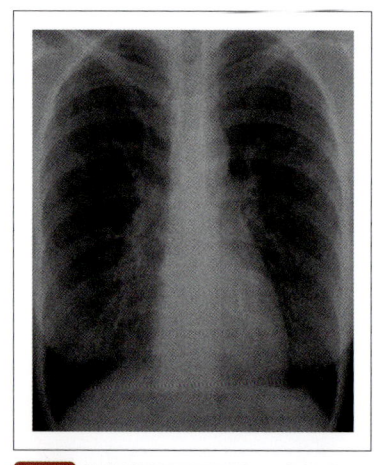

図1 胸部単純正面画像の立位像

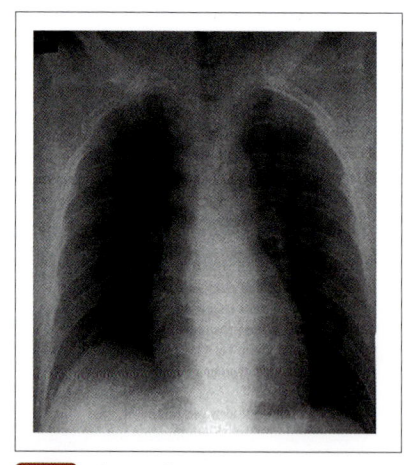

図2 ポータブル画像

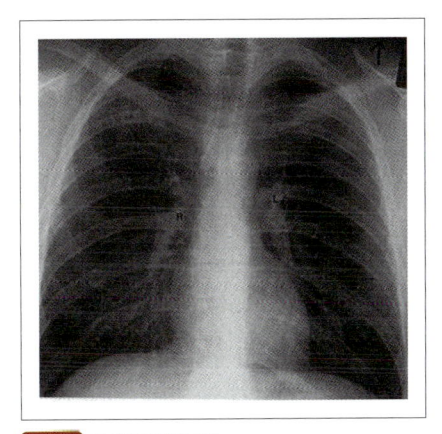

図3 胸部正面画像

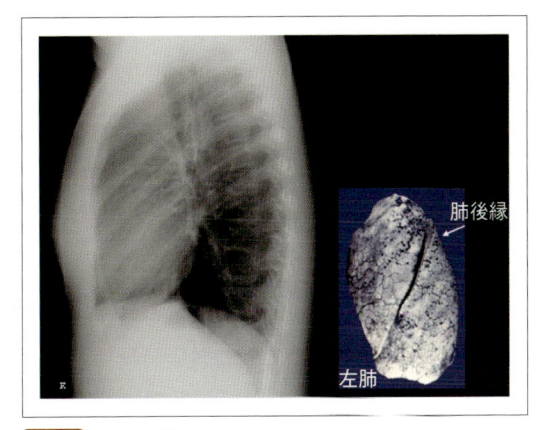

肺後縁

左肺

図4 側面画像

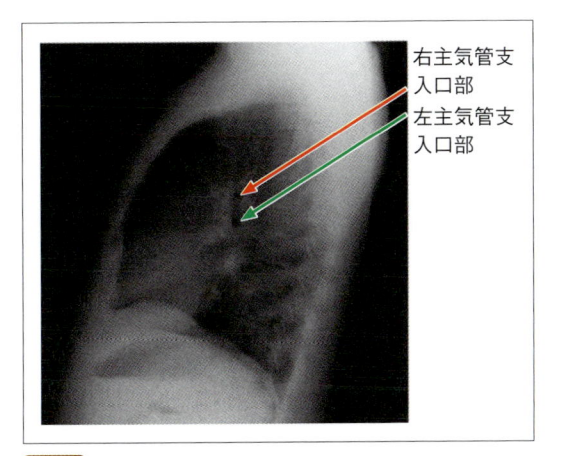

右主気管支
入口部

左主気管支
入口部

図5 側面画像（気管の確認）

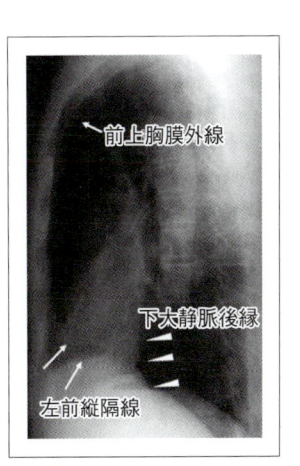

前上胸膜外線

下大静脈後縁

左前縦隔線

図6 心不全での側面画像

■横隔膜の高さ

　胸部正面画像における次のポイントは、両側の横隔膜の高さです。心臓がある部位が常に横隔膜は低いのが規則で、心臓が右にある患者では右の横隔膜が低くなります（図7）。胸水の評価も胸部 X 線で可能で、横隔膜のトップが外側に寄っている所見は肺下胸水と呼ばれます（図8）。また胸水がさらに多くなると横隔膜下の肺紋理が追いづらくなり、下肺野の容積減少で横隔膜が頭位に挙上します（図9）。

■疾患別のX線画像

　うっ血性心不全では胸部 X 線は最も有用な画像検査で、心拡大と肺門部から伸びる放射状の線状影、右葉間裂の顕在化などが確認できます（図10）。肺炎では、両側下肺野に肺門部から正常肺を介在しながら伸びる気管支肺炎を読み取ることができます（図11）。レジオネラ肺炎でも早期の所見は、肺門部から正常肺と肺炎の病巣が交互に見られることが多いです（図12）。肺炎球菌性肺炎では、ときに正常肺を介さない大葉性肺炎のパターンを呈することがあり、気管を対側に圧排することがあります（図13）。左下葉の無気肺では心臓の左縁のシルエ

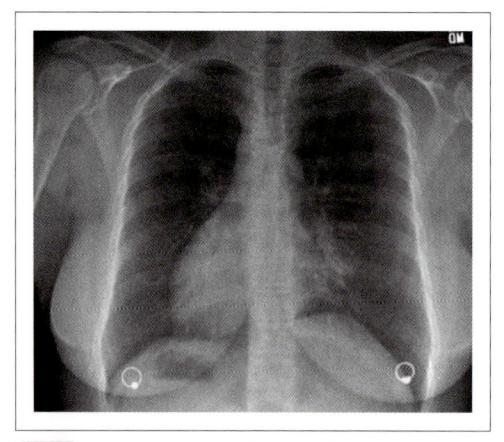

図7 心臓が右にある患者の胸部正面写真

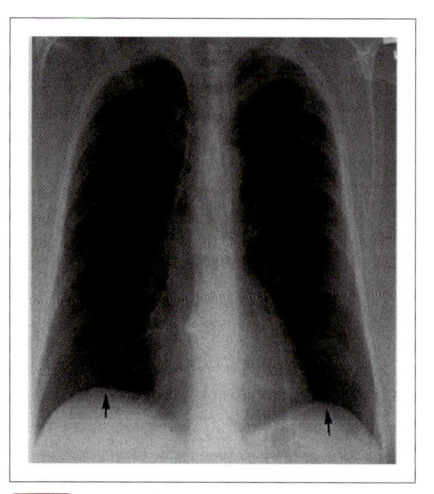

図8 肺下胸水のX線画像

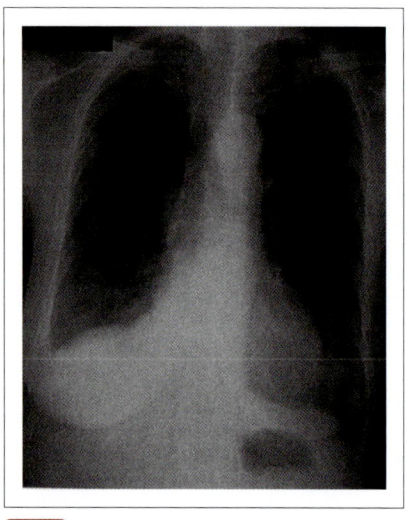

図9 胸水がさらに多くなり横隔膜が頭位に挙上したX線画像

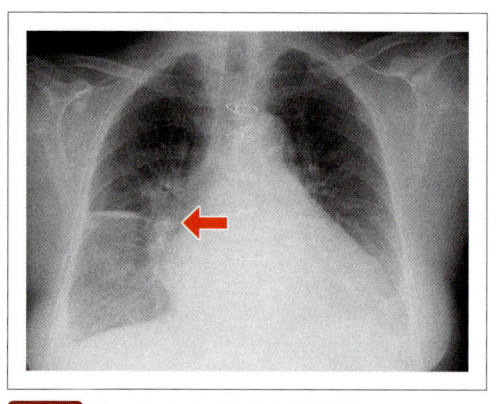

図10 うっ血性心不全のX線画像

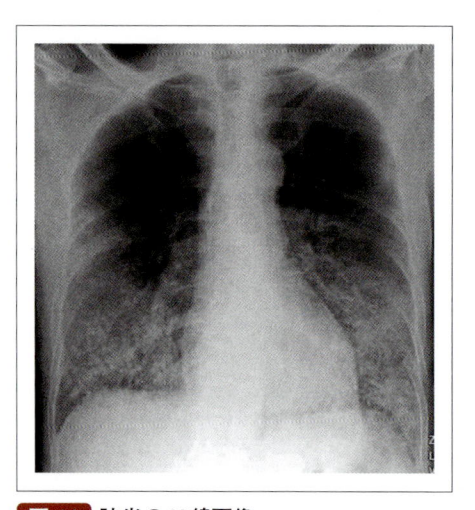

図11 肺炎のX線画像

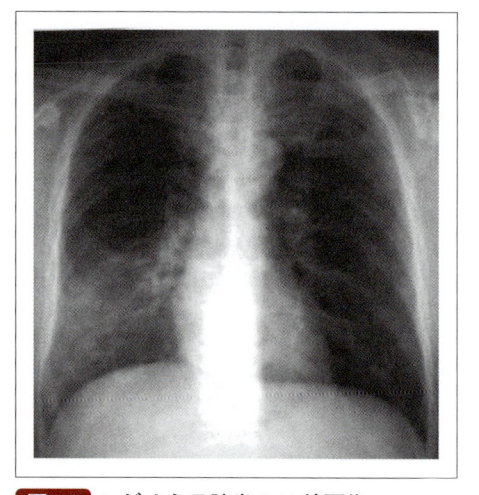

図12 レジオネラ肺炎のX線画像

ットサインが陰性で、同側の横隔膜が不明瞭になり上昇することがポイントです（図14）。前縦隔腫瘍では肺の縦隔との接線が消失し陰影と胸膜が鈍角を形成し、鎖骨より頭側で陰影の辺縁が不明瞭になります（図15）。一方、後縦隔腫瘍では鎖骨より頭側で陰影の辺縁が明瞭に追跡可能になります（図16）。ニューモシスチス肺炎では、両側の肺門部付近の高さで淡い陰影が広がるのが典型的です（図17）。肺外の固形がんの多発肺転移の場合には、血流と重力の規則に則って両側の下肺野に多く分布する粒状影がみられます（図18）。間質性肺炎の患者では、両側下肺野に粒状線状影または粒状網状影が特徴です（図19）。また胸部X線画像では比較読影が極めて大切で、図19の症例の1年後の正面画像で特に左肋骨と横隔膜の交差する高さが頭側に偏位しており、容積減少が示唆されます（図20）。喫煙歴のある高齢男性では肺がんが重要な疾患で、画像の症例では右肺門部が左に比較して濃度が濃くなっており（図21 ⓐ）、側面画像で結節が同定できます（図21 ⓑ）。

このように側面画像の強みを、日常診療では有効に活用するとよいです。

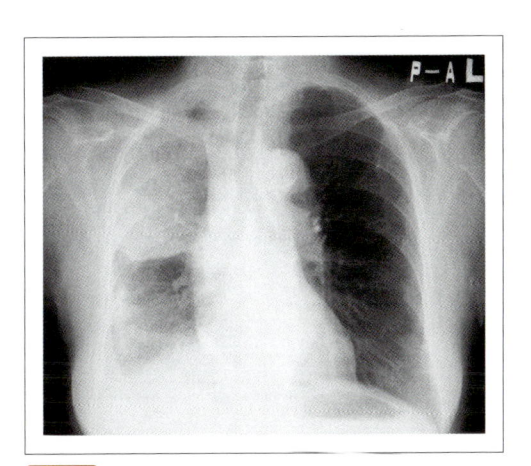

図13 肺炎球菌性肺炎のX線画像

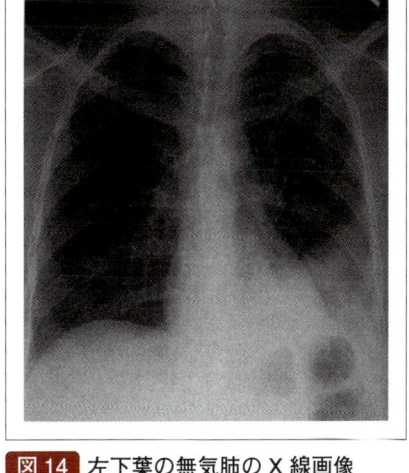

図14 左下葉の無気肺のX線画像

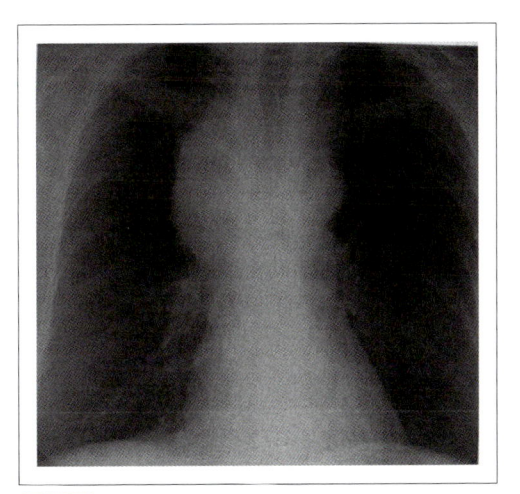

図15 前縦隔腫瘍のX線画像

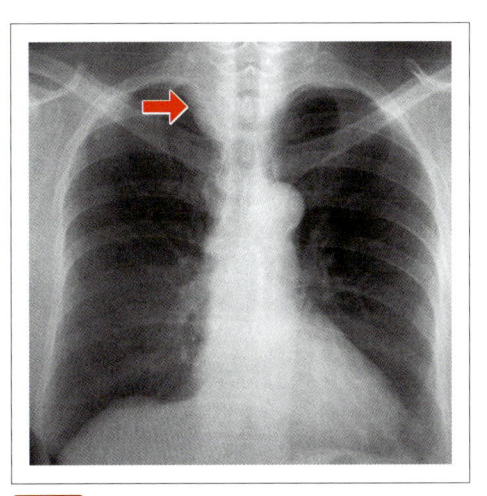

図16 後縦隔腫瘍のX線画像

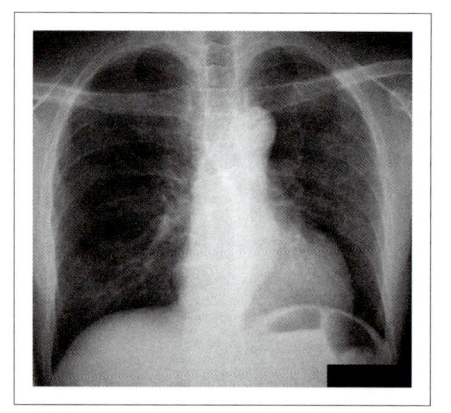

図 17 ニューモシスチス肺炎の X 線画像

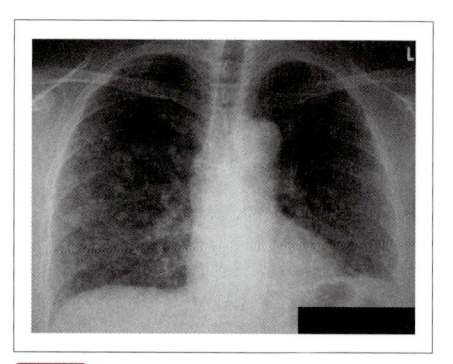

図 18 肺外の固形がんの多発肺転移の X 線画像

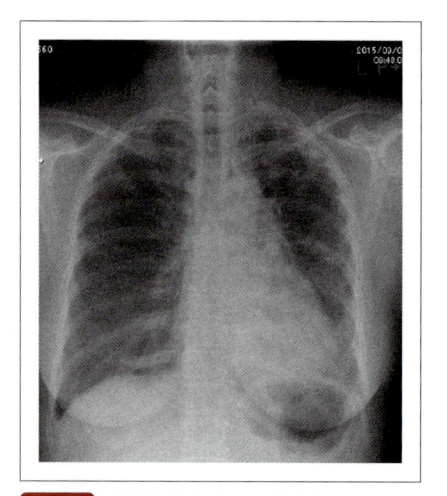

図 19 間質性肺炎の X 線画像

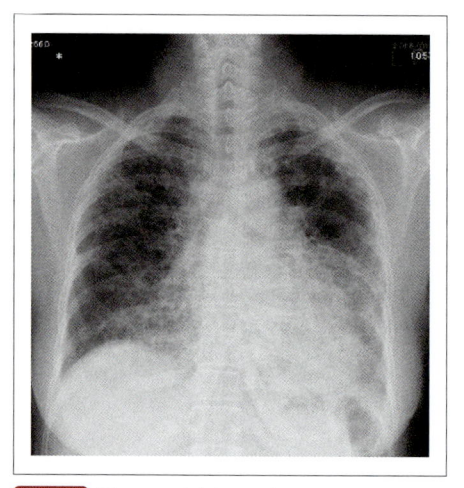

図 20 図 19 の症例の 1 年後の正面画像

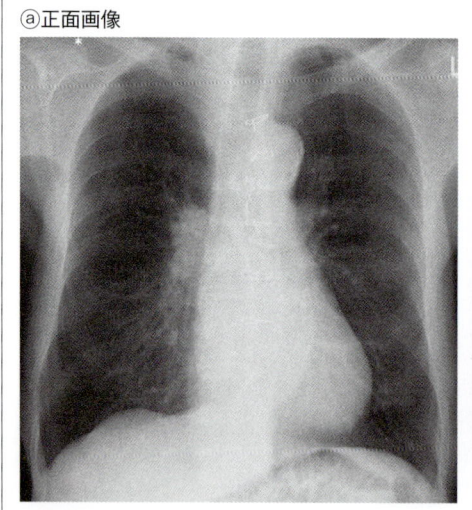

図 21 喫煙歴のある高齢男性の肺がんの X 線画像

エキスパートのエピソード

ニューモシスチス肺炎の患者

初期研修のころに胸部聴診所見でわずかな crackles しか聴取されないにもかかわらず、数時間でマスクレベルの酸素が必要になり胸部 X 線画像でも陰影は不明瞭というケースに出会いました。ニューモシスチス肺炎の特徴をはじめて経験したのがこのときです。胸部 X 線を撮影する前にしっかりと胸部聴診所見も確認して、鑑別診断を想起しながら画像検査を指示することが核心に迫ることにつながります。

胸部 X 線 "これ！" ポイント

▶ 身体所見もしっかり取り、胸部聴診所見と併せて胸部 X 線所見を解釈します。

▶ 空気と隣接する構造物との境界を丹念にたどりましょう。

▶ 胸部の解剖をしっかり把握します。

▶ 横隔膜や肺門部は左右差に着目します。

▶ 横隔膜の下にも目を配りましょう。

引用・参考文献

1) 喜舎場朝雄編 . "特集：基本がわかる！胸部 X 線診断". レジデントノート. 18 （4）, 2016.
2) Raoof, S, et al. Interpretation of plain chest roentgenogram. Chest. 141 （2）, 2012, 545-58.
3) 伊藤春海. 正常胸部エックス線画像：読影指南書 基礎編. 福井, 日本医学教育技術研究所, 2017.

喜舎場朝雄

⑮ 胸部 CT

1 検査の目的
- ・肺野の陰影の性状や分布の評価
- ・気道、縦隔、血管、筋肉や骨病変の評価
- ・スクリーニング

2 検査のタイミング
- ・胸部単純 X 線写真で異常陰影がみつかったとき。
- ・胸部単純 X 線写真では異常が確認できないが、呼吸器症状や呼吸機能異常があるとき。
- ・慢性呼吸器疾患における腫瘍等のスクリーニング・定期評価・治療効果判定。

3 検査のポイント
- ・鑑別疾患を想定し造影の要否も含め胸部 CT 撮影の必要性を判断します。
- ・肺野条件だけではなく縦隔条件、骨条件と併せて読影し、過去の画像と比較して読影をすることが望ましいです。
- ・胸部単純 X 線写真と CT 画像を対比させながら見ることが大切です。

■ CT の基礎知識

コンピュータ断層撮影（computed tomography；CT）は、X 線を多方向から照射し、透過した X 線を検出器で測定し、コンピュータで処理し再構成することで断層画像を得るというものです。X 線検出器が頭尾方向に複数並んだ多列検出器型 CT（multidetector-row CT；MDCT）が主流で、短時間に薄いスライス厚の画像を得ることができ、水平断画像に限らず、冠状断、矢状断、斜位像、三次元再構成画像の作成も可能です。CT アンギオグラフィやバーチャル気管支鏡にも応用されています。

CT 画像は平面的には白黒の濃淡のある小さな四角、ピクセル（pixel、画素）の集合として、立体的には白黒の濃淡のある小さな箱、ボクセル（voxel、単位体積）の集合としてとらえられます（図1）。デジカメと同じで、画素数が多い、ピクセル／ボクセルサイズが小さければ解像度の高い画像となります。また、白黒の濃淡は、ボクセル内の X 線吸収値で決められ、水を 0、空気を − 1,000、骨を 1,000 とした相対的な CT 値（Hounsfield unit；

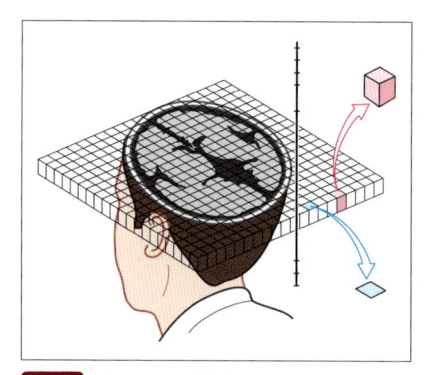

図1 ピクセル（青）とボクセル（赤）

HU）が単位として用いられます。胸部 CT では肺野条件、縦隔条件、骨条件と呼ばれるように、異なる CT 値の組織をそれぞれ評価しやすくなるように、ある CT 値を中心として（ウィンドウレベル：window level）適切な幅の CT 値（ウインドウ幅：window width）を設定し、白黒の濃淡画像として表示されています[1]。

■胸部 CT をいつ、どのような目的で撮影するか

胸部単純 X 線で認めた異常陰影の精査のために胸部 CT 撮影を行う場合が多いと思いますが、胸部単純 X 線写真では異常がないものの、呼吸器症状などの原因や病態が明らかにできていないときにも撮影します。ただし、とりあえず CT ではなく、胸部 CT を依頼する段階で鑑別疾患を想定しておくことも大事な点です。見落としを減らしたり、造影の要否の決定や適切な撮像法の決定につながります。

■撮影前の注意点

胸部 CT は X 線を用いた検査ですので、妊娠している方、妊娠の可能性がある方は撮影の禁忌となります。また、ペースメーカーや植え込み型除細動器（ICD）植え込み後の患者においても、本体への連続的な X 線照射により作動不良や誤作動を生じるおそれがあるため、ペースメーカー本体への 5 秒以上の X 線束の連続照射や ICD 本体への X 線束の照射を原則避ける必要があります。これらは必ず確認し、医療者間で共有する必要があります。

■造影 CT とのその注意点

縦隔・肺門リンパ節と血管のコントラストを明瞭にする、血栓の有無・血管病変を評価する、病変への血流の有無を評価するといった目的で造影 CT を撮影します。造影に用いる水溶性ヨード造影剤は X 線吸収率が高く、血流が豊富な部分が白く映ります。

重要な点として、造影 CT 撮影前には必ず、ヨード造影剤の過敏症の既往、重篤な甲状腺疾患、腎機能障害、気管支喘息など、ヨード造影剤の禁忌・原則禁忌がないか確認が必要です。また、休薬が必要になるビグアナイド系糖尿病薬の内服も確認が必要です。

ヨード造影剤による副作用には嘔気・嘔吐、発疹、皮膚のかゆみ、動悸、血圧低下、ショック、呼吸困難、意識障害、心停止などがあります。ヨード造影剤を用いた場合、何らかの副作用が起こる確率は 3.13%、重篤な副作用は 0.004〜0.04% とされています[2]。

● 胸部 CT 画像の見方・コツ

■正常解剖を意識する・過去画像と比較読影する・他の臓器も忘れずに確認する

異常を発見するためには、「本来ならどのような構造物があるか」正常解剖を意識することが重要です。図説を参照したり、日頃からさまざまな CT 画像に触れておくとよいと思います。また小さな違いにも気づきやすくなるので、過去の胸部 CT と比較しつつ読影します。そしてもう一つ大事な点として、肝臓や膵臓、甲状腺など撮像範囲に含まれる肺以外の臓器の所見は見落としやすいので注意が必要です。

■肺野条件以外にも縦隔条件・骨条件画像を確認する

　肺野の評価は肺野条件画像、心血管やリンパ節、胸水などの評価は縦隔条件画像、骨の評価は骨条件画像を中心に評価をします。例えば図1に示す肺化膿症の症例において、肺野条件では肺炎も肺化膿症も肺野の浸潤影と認識されますが、縦隔条件画像、特に造影CTを見ると内部に低吸収の箇所がみられ膿瘍を形成していることがわかります。異なる条件の画像を併せて評価することが重要です。

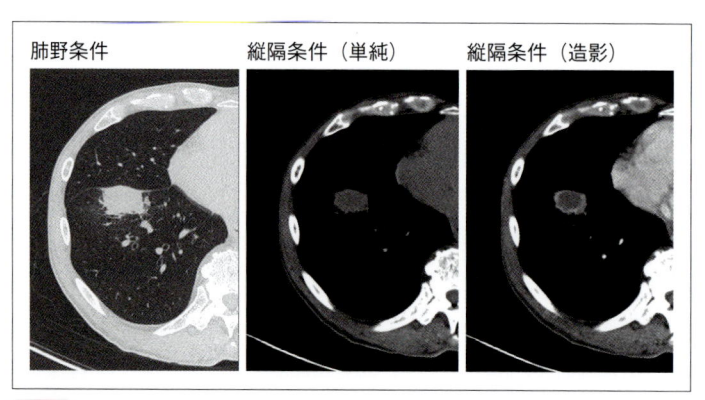

　肺野条件　　　　縦隔条件（単純）　　　縦隔条件（造影）

図1 肺化膿症

■胸部単純 X 線写真と対比しつつ読影する

　胸部CTで認めた陰影が胸部単純X線写真でどのように見えるか、血管陰影など正常構造物も含めて比較しながら読影するとよいと思います。それにより胸部単純X線写真の読影力も向上しますし、胸部単純X線写真で陰影の経過をみる際の精度も上がります。

■読影レポートを忘れずに確認する

　CTでは専門医による読影レポートが記載されることが多いと思います。CTに不慣れな場合は、特にレポートを参照しつつ読影するとよいと思います。異常所見の有無だけではなく、緊急処置や専門科への紹介が必要かといった緊急性や重症度も意識して確認するようにします。特に緊急検査の場合、自身で読影した後に読影レポートが記載されると思いますので、忘れずに確認するようにしましょう。また、担当医はじめチーム内で画像所見の解釈と方針を確認・共有し、診療につなげます。

押さえるべき所見

　早急あるいは特別な対応が必要となり得る所見、ちょっとした工夫ができる所見を挙げます。

■粒状影（図2）

　粒状影は主に2〜5mm程度の小さな陰影を示します。特に tree-in-bud pattern と呼ばれる、芽吹いた木の芽のように見える粒状影は要注意で、鑑別疾患に肺結核も含まれますので、喀痰抗酸菌検査や隔離対応が必要となる場合もあります。

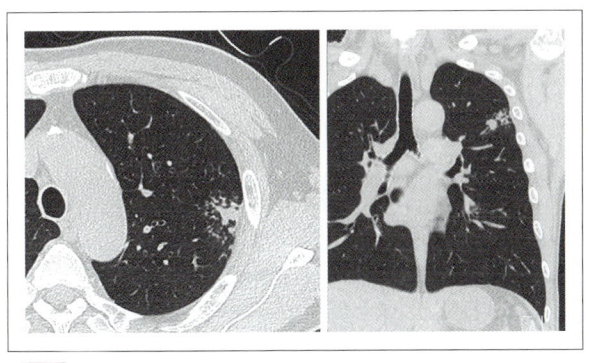

図2 肺結核

■胸水貯留（図3）

　多くの胸水は重力に従い、胸部CTでは背側の三日月状の陰影として確認できます。大量の胸水貯留を生じた場合、縦隔が健側に偏位します。膿胸などで被膜が形成された場合など、前胸部や側胸部に溜まることもあります。また、胸水のCT値が高い場合、血胸の可能性もあるかもしれません。原因精査や症状緩和のため胸腔穿刺や胸腔ドレナージが必要になることがあります。

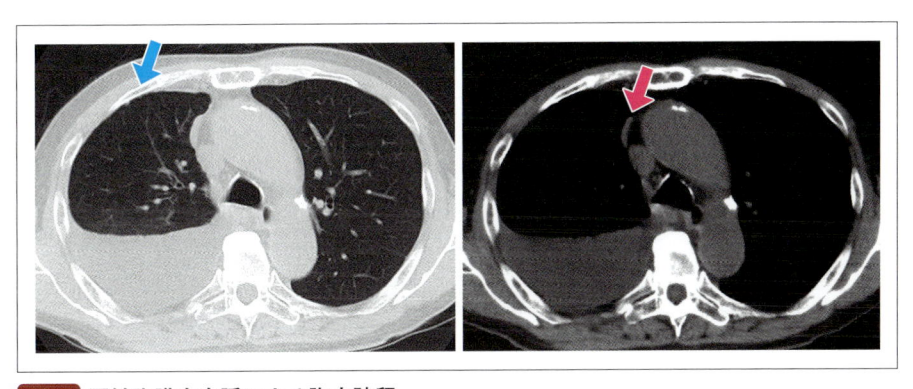

図3 悪性胸膜中皮腫による胸水貯留
縦隔内側に腫瘤（赤矢印）、小さな胸膜播種（青矢印）。

■無気肺（図4）

　気管支の閉塞により肺野の含気が低下することで、典型的には縦隔が患側に偏位します。肺容量の低下を伴う浸潤影では注意が必要です。原因となる喀痰や異物、腫瘍などの閉塞原因の精査が不可欠です。

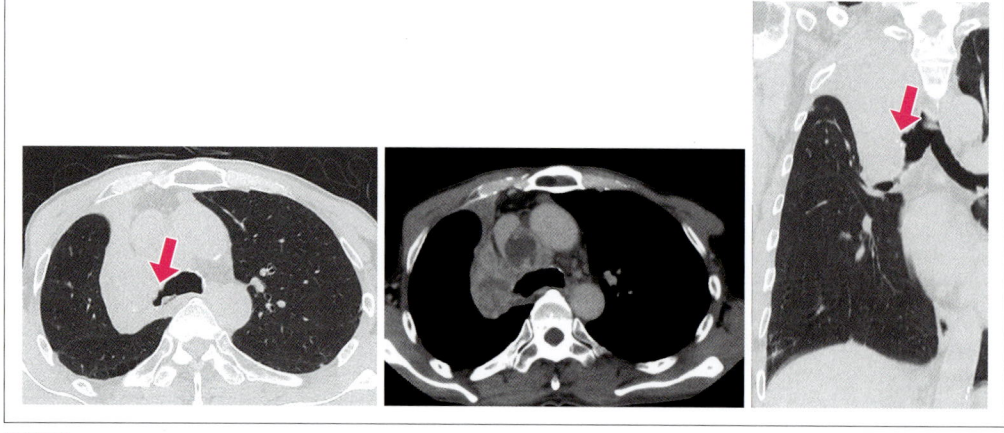

図4 肺がんによる右上葉無気肺
右上葉気管支入口部が閉塞（矢印）。

■喀痰貯留・気管支狭窄

　喀痰貯留や誤嚥、腫瘍などによる気管支狭窄・閉塞は無気肺の原因となります。聴診所見と併せて喀痰貯留の場所を確認し、呼吸理学療法や体位ドレナージに活用することが可能です（図5）。また、片側性の喘鳴をきっかけに腫瘍による気管支狭窄が明らかになることがあります（図6）。

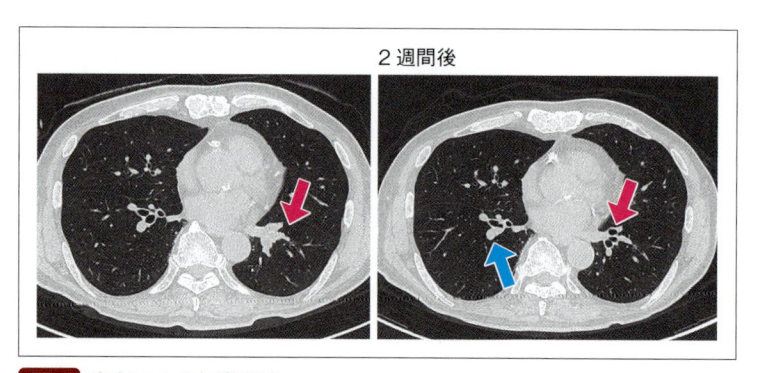

図5 喀痰による気道閉塞
2週間後の撮影では、左下葉気管支内の喀痰が消失（赤矢印）。一方で右気管支内に新たな喀痰陰影がみられる（青矢印）。

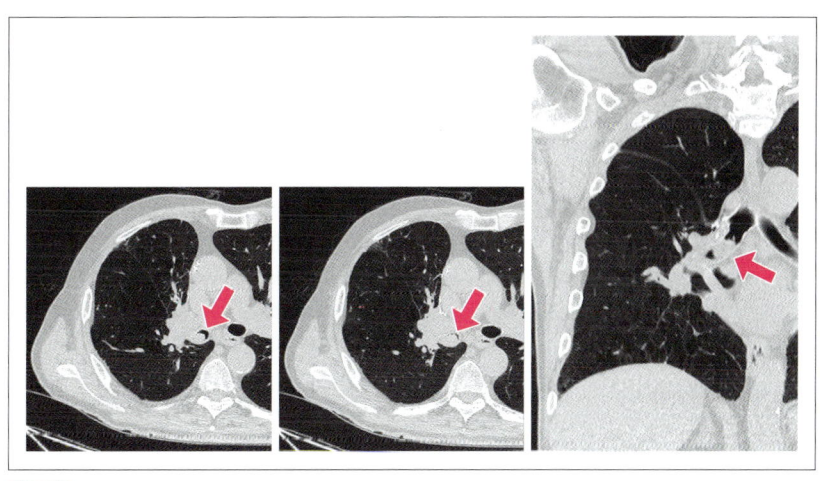

図6 片側性の喘鳴を機に診断された肺がん再発の例
右中間気管支幹に、気管支をほぼ閉塞する腫瘤がみられる（矢印）。

■気胸・縦隔気腫・皮下気腫

　胸腔内に空気が貯留し、肺が虚脱するのが気胸です（図7）。偶然軽度の気胸がみつかることもあります。また、縦隔内に空気の層が生じる縦隔気腫、皮下に空気の層が生じる皮下気腫がみられることもあります（図8）。気胸に対しては胸腔ドレナージなど処置が必要になることがあります。気胸や縦隔気腫を生じた場合には、息こらえ動作は避けた方がよいでしょう。皮下気腫は皮膚を触ると握雪感がありますので、その範囲をマーキングして拡大がないか管理します。

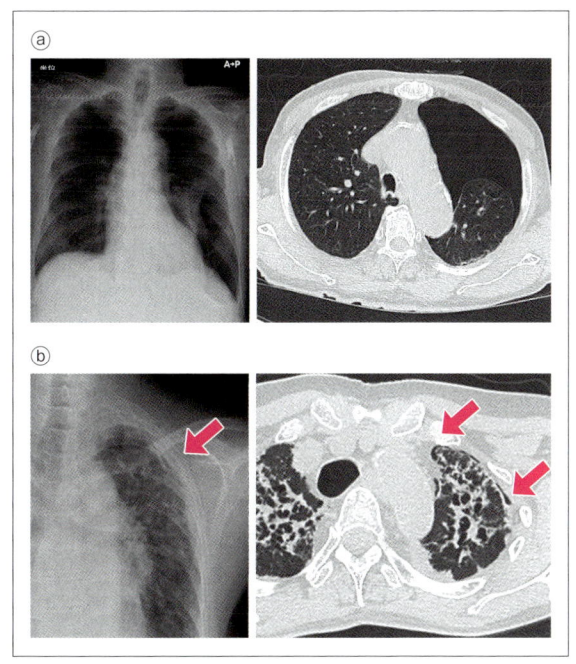

図7 気胸
ⓐ：救急搬送された気胸の症例。この後、胸腔ドレナージを実施。
ⓑ：定期受診時に偶発的に指摘された軽度の気胸（矢印）。

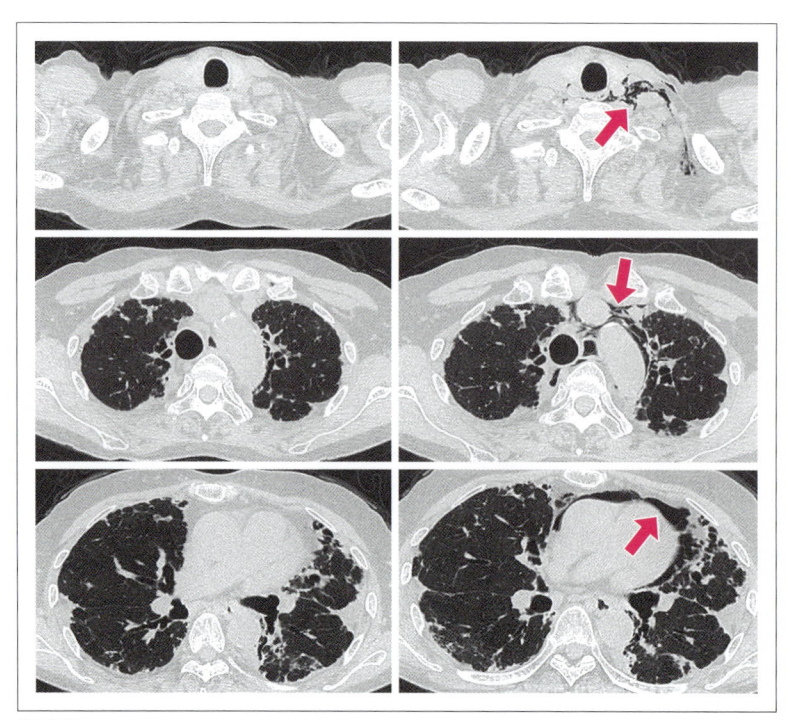

図8 間質性肺炎患者に生じた縦隔気腫、皮下気腫
矢印：皮下気腫

■肺動脈血栓塞栓症（図9）

　急性発症の呼吸不全をきたす疾患の一つで、造影CTでの造影欠損部の確認が重要です。ヘパリンなどの抗凝固療法や血栓溶解療法、手術加療や下大静脈フィルター留置といった治療選択肢があり、迅速な対応が必要となります。

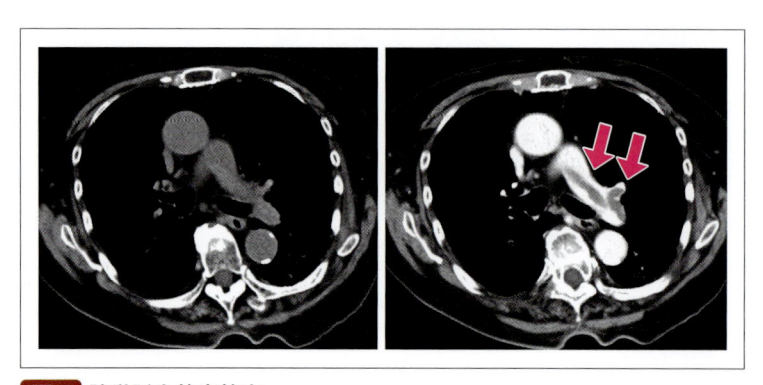

図9 肺動脈血栓塞栓症

■大動脈解離（図10）

　強い胸背部痛の重大な鑑別疾患で、造影CTが効果的です。上行大動脈に解離が生じるStanford A型では緊急手術が必要です。

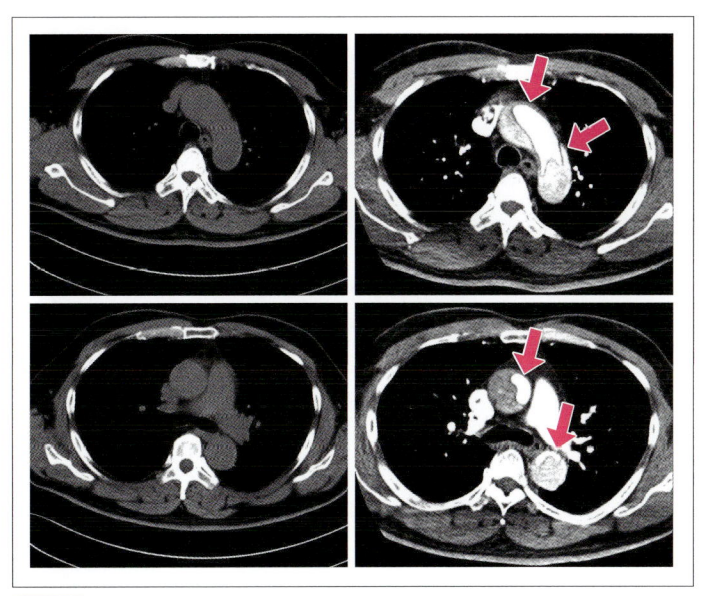

図10 Stanford A 型の大動脈解離

■骨格筋萎縮（図11）

　われわれは慢性閉塞性肺疾患（chronic obstructive pulmonary disease；COPD）患者において胸部 CT で評価した脊柱起立筋横断面積の低下は、身体活動性低下と関連し、呼吸機能の低下よりも優れた予後不良因子であることを報告しました[3]。慢性呼吸器疾患の管理において、肺がんのスクリーニングなどのため撮影される胸部 CT をきっかけに骨格筋を話題にし、身体活動性向上、栄養療法や運動療法といった患者指導につなげています。

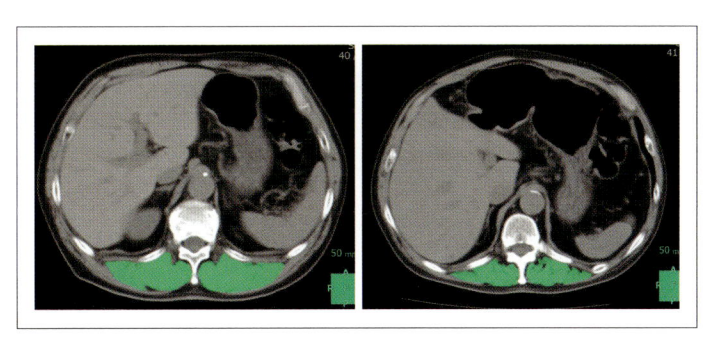

図11 COPD 患者 2 名の脊柱起立筋群の評価
年齢や体格、呼吸機能はほぼ同程度。

医師への報告ポイント

胸部 CT 撮影の前に、妊娠の可能性があるか、ペースメーカーや ICD が挿入されていないか、造影剤使用の禁忌に該当するかどうか確認することは重要です。確認漏れなどが疑われるなどの場合は、速やかに医師に相談しましょう。また、造影 CT 撮影時や撮影後には造影剤の副作用に十分注意し、遅発性のアレルギーもあることに注意が必要です。新たに生じた皮疹やかゆみなどを確認したら医師と情報共有をしましょう。

担当医の検査レポートの確認漏れ・確認遅れ防止にもつながりますので、医師以外の診療チームのスタッフも検査レポートに目を通し、追加検査や処置、他科紹介が必要な重要な所見と思われる場合には、対応について確認しましょう。

エキスパートのエピソード

画像所見に基づいた多職種アプローチ

急性経過で発症した呼吸困難・呼吸不全で救急搬送されてきた初診の高齢女性で、聴診では左肺野の呼吸音減弱がありました。左肺野の含気は保たれていましたが、胸部 CT で喀痰による左気管支の閉塞を認めました。看護師や理学療法士と画像所見を共有し、医師は去痰薬や気管支拡張薬の処方を、看護師は体位ドレナージや吸引処置を、理学療法士は排痰介助などの呼吸理学療法を積極的に実施し、一時左肺野の含気低下がみられたものの、改善が認められました。画像所見を踏まえ、多職種がそれぞれの専門分野からのアプローチを行うことの重要性を再認識した症例です。

胸部 CT "これ！" ポイント

- ▶胸部単純 X 線写真と対比しつつ、肺野条件だけではなく縦隔条件、骨条件と併せて読影することが大切です。過去画像や読影レポートも活用しましょう。
- ▶処置や他科紹介など特別な対応、緊急対応が必要かどうかを意識しましょう。
- ▶画像所見を踏まえてケアや対処法を医師含めチーム内で検討しましょう。

引用・参考文献

1) 西谷弘ほか編. 標準放射線医学. 第 7 版. 東京, 医学書院, 2011, 14.
2) Katayama, H. et al. Adverse reactions to ionic and nonionic contrast media. A report from the Japanese Committee on the Safety of Contrast Media. Radiology. 175(3), 1990, 621-8.
3) Tanimura, K. et al. Quantitative Assessment of Erector Spinae Muscles in Patients with Chronic Obstructive Pulmonary Disease. Novel Chest Computed Tomography-derived Index for Prognosis. Ann Am Thorac Soc. 13(3), 2016, 334-41.

谷村和哉

⑯ エコー検査（肺・心）

1 検査の目的

　肺および心臓の Point-of-Care 超音波検査（POCUS）は、迅速な診断と治療方針の決定を可能にする重要なツールです。肺 POCUS は、呼吸不全や胸部疾患の早期診断に役立ち、心不全、肺水腫、気胸などの評価を行うことができます。また、心 POCUS である FoCUS（Focused Cardiac Ultrasound）は、心臓疾患の早期発見と評価において有用であり、非専門医が施行することを前提としています。

2 検査のタイミング

　肺 POCUS および FoCUS は、急性胸痛や呼吸困難を訴える患者に対する初期診療時、特に救急外来や集中治療室での診断時に迅速に行われます。また、心肺蘇生中や外傷患者の初期評価においても重要です。在宅医療や一般内科外来では、心不全や慢性呼吸器疾患のフォローアップ時に実施されます。

3 検査のポイント

　肺 POCUS では、胸膜ラインの確認や B ラインの観察が基本となり、気胸の除外には lung スライディングが正常に確認できることが重要です。一方、lung スライディングの消失は気胸の可能性を示唆しますが、胸膜炎でも消失することがあるため、注意が必要です。患側肺の呼吸音減弱などの身体所見も組み合わせて判断します。肺水腫の診断には、multiple B ラインの存在が重要な所見です。また、胸水の有無の評価も行います。FoCUS は、傍胸骨左縁、心尖部、心窩部の 3 つのアプローチを用いて行われます。おもな評価項目は、心膜液貯留、心タンポナーデ、左室拡大、右室拡大、左室収縮能、下大静脈（径と呼吸性変動）などです。

看護師へのメッセージ

　POCUS を実施できることで、迅速なベッドサイドでの病態把握が可能となり、医療チーム全体の効率が高まり、患者のケアや予後がよりよくなると考えられます。医師の働き方改革の一環として、タスク・シフト / シェアの取り組みが進められている中、特に、認定看護師や特定行為看護師において今後、肺・心 POCUS によって初期評価を行い、医師への報告や初期対応を行うことが期待されています。

エコー検査をとりまく背景と看護師への期待

近年、医療現場において超音波検査のニーズが今まで以上に高まっています。病歴や身体所見に加え、身体所見の一つとして POCUS を実践することで、迅速かつ精度の高い評価が可能となります[1-3]。

現在は、医師だけでなく、看護師、理学療法士、作業療法士も積極的に超音波検査を活用する時代になっています。診療看護師（Nurse Practitioner）や特定看護師・認定看護師にとっては、教育課程に輸液調整やカテコールアミン調整が含まれており[4]、今後は血行動態の把握のためにエコーの技術が不可欠になることが予想されます。看護師が迅速かつ正確に血行動態を把握する能力が向上することが期待されます。

また、リハビリテーションにおいてもエコーは積極的に活用されています。息切れに対して心肺機能評価だけでなく、横隔膜機能の評価等にも重要な役割を果たしています[5,6]。

病歴と身体所見および超音波検査を用いた初期評価の臨床的意義と重要性

臨床現場において、患者情報を適切に収集し把握することは、迅速かつ的確な治療を行うために極めて重要です。病歴やバイタルサイン、身体所見に基づく情報は、患者の病態を評価し、適切な診療方針を決定するための基盤となります。また、緊急度や重症度の判断においても欠かせない要素です。

病歴や身体診察所見から想定される病態仮説に加え、身体所見の延長線上として POCUS を活用することで、より迅速かつ正確なベッドサイドでの病態把握が可能となります[2]。

また、視診、聴診、打診、触診からなる身体所見は、エコー検査の有用性を高めるためにも重要です。

今後、超音波検査の臨床応用範囲はさらに拡大すると予想され、より不可欠なツールとなります。病歴、バイタルサインの把握、身体診察所見、超音波検査の各技術を高めるとともに、その相互関連性についても理解を深める必要があります（表1、2）。

POCUS の基本事項

肺 POCUS について

●プローブの選択

リニアプローブ：体表から2～3 cm の深さにある胸膜ラインを描出するために最適です。胸膜ラインを正しく同定できない場合や、胸壁の厚い患者にはコンベックスプローブを使用します。

セクタプローブ：心エコー検査と合わせて評価する場合に有用です。

コンベックスプローブ：胸壁の厚い患者や、心エコー検査と合わせて評価する場合に使用します。

表1 呼吸器疾患の病態生理、病歴、身体所見、超音波検査、関連性

疾患	病態生理	病歴	身体所見（安静時）	超音波検査の所見	身体所見と超音波検査の関連性
間質性肺炎	肺の間質組織の慢性炎症と線維化。	労作時呼吸困難、乾性咳嗽、喫煙歴、粉塵曝露歴、併存疾患（膠原病）の確認など	・視診：斜角筋の発達、ばち指 ・聴診：肩甲骨下部の捻髪音 ・触診：中斜角筋の発達	B モード B ラインの増加 線維化や蜂巣肺を示す	線維化により肺のコンプライアンス低下、ガス交換障害。捻髪音とBラインの増加は線維化の存在を示唆し、病態の進行度を評価。
肺気腫	肺胞壁の破壊と過膨張。	慢性咳嗽、労作時呼吸困難、喫煙歴など	・視診：痩せ、胸鎖乳突筋の発達 ・聴診：肺音減弱、心音の聴取難 ・打診：鼓音 ・触診：Hoover 徴候	BLUE プロトコール A プロファイル *B モード、M モードを用いて横隔膜の可動域の低下を確認する 参照：p.135 エピソード①	肺胞壁の破壊によるガス交換効率の低下。肺音減弱と横隔膜可動域の低下は過膨張を反映し、疾患の重症度を反映する。
気胸	臓側胸膜が破れ、胸腔内に空気が入り、肺が虚脱。	急性の胸痛、呼吸困難など	・視診：頸静脈怒張 ・聴診：気胸側で呼吸音減弱 ・打診：鼓音 ・触診：声音振盪の減弱	BLUE プロトコール lung sliding の消失 lung point あり（lung pulse の消失） 参照：p.135 エピソード②	胸腔内圧上昇により肺が虚脱し、打診で鼓音を呈する。聴診では肺胞呼吸音の消失。lung sliding の消失、lung point の消失、B ラインの消失はエコー観察点での気胸の存在を示唆。
急性胸水	胸腔内に急速に液体が貯留。	急性の呼吸困難、吸気時胸痛など	・聴診：呼吸音減弱 ・打診：濁音 ・触診：声音振盪の減弱	BLUE プロトコール PLAPS-point 胸水貯留によるエコーフリースペース	胸腔内圧上昇による肺の圧迫、呼吸機能低下。呼吸音減弱と濁音は胸水の存在を示し、エコーで胸水の貯留量を評価できる。
慢性胸水	胸腔内に緩徐に液体が貯留。	亜急性～慢性的な呼吸困難、体重減少、疲労感など	・聴診：呼吸音減弱 ・打診：濁音 ・触診：声音振盪の減弱	胸水貯留によるエコーフリースペース 隔壁形成 参照：p.135 エピソード③	液体貯留による肺の圧迫、慢性的な呼吸機能低下。呼吸音減弱と濁音は胸水の存在を示し、エコーで胸水の貯留量や隔壁形成を評価できる。

（文献 1-3、7 を参考に作成）

●設定

　lung モード：肺エコー専用のモードを使用します。当科で使用している Venue Go™ のように、使用する超音波装置に「Lung」のプリセットが設定されていれば、それを用います。

　また lung モードの代替として、vascular モードや abdominal モードなども使用可能です。代替する場合の設定を図1にまとめました。

●プローブの持ち方

　プローブは、ペンを持つように軽く握り、体幹の長軸に沿うように置きます。プローブのオリエンテーションマーカーは、尾側（足側）に向けます。肋骨に対して縦方向に当てることで、両側に肋骨の陰影を描出し、bat sign を確認します。

表2 心肺循環疾患の病態生理、病歴、身体所見、超音波検査、関連性

疾患名	病態生理	病歴	身体所見	超音波検査所見	身体所見と超音波検査の関連性
肺塞栓症	肺動脈またはその分枝が血栓によって閉塞する状態。下肢や骨盤の深部静脈血栓が原因。	突然の呼吸困難胸痛（特に深呼吸時に増強）、咳嗽、失神	視診：頻呼吸チアノーゼ（重症例）下肢の腫脹や発赤（深部静脈血栓を示唆）聴診：頻脈	肺エコーBLUE プロトコールAプロファイル＋DVT あり心エコー右心系拡大、三尖弁逆流の増加、心室中隔の扁平化、下大静脈拡張	血栓による肺動脈閉塞が原因であり、超音波で右心系の異常が観察される。
肺水腫	肺間質や肺胞内に過剰な水分が貯留する状態。左心不全による静水圧性肺水腫と、肺胞毛細血管の透過性亢進による非心原性肺水腫がある。	進行性の呼吸困難、起座呼吸、ピンク色の泡沫状痰、夜間発作性呼吸困難	視診：頻呼吸起座呼吸聴診：頻脈、両側湿性ラ音	肺エコー両側B-ラインの増加（3本以上／肋間）＊BLUE プロトコールBプロファイル（心原性の場合）心エコー左室機能低下や弁膜症など	左心不全や肺胞毛細血管の透過性亢進が原因であり、超音波でBライン増加や胸水が観察される。
肺高血圧症	肺動脈圧が上昇する状態。肺血管の収縮、リモデリング、血栓形成が関与。WHO 分類では5つのグループに分類される。	労作時呼吸困難、疲労感、失神、胸痛	視診：頸静脈怒張、右心不全徴候（下腿浮腫、肝腫大）聴診：肺動脈弁領域での駆出性雑音・ⅡPの亢進、4 LSB で三尖弁逆流による収縮期雑音触診：下腿浮腫、肝腫大	心エコー右心系の拡大三尖弁逆流の増加心室中隔の扁平化（D-shape）下大静脈の拡張	肺動脈圧の上昇が原因であり、超音波で右心系の拡大や三尖弁逆流、心室中隔の扁平化が観察される。
心タンポナーデ	心囊液が心臓を圧迫し、心拍出量と血圧が低下する病態	胸痛、息切れ、動悸、起坐呼吸、ふらつき等	視診：頸静脈の怒張聴診：減弱した心音打診：胸水がある場合は濁音触診：奇脈	心エコー心囊液貯留、右心系の圧迫・拡張制限、swinging heart参照：p.136 エピソード④	頸静脈怒張は心囊液による右心系圧迫による右心房圧の上昇による。心音減弱は心囊液が心音の伝導を阻害。心タンポナーデによって奇脈（吸気時右室拡張障害と左室への血流低下による）。

（文献 1-3、7 を参考に作成）

■所見の見方

●正常所見（図2）

　肋骨と胸膜ラインをつないだ線が、あたかもコウモリが羽を広げた形に見えることから、bat sign とよばれています。これは肺エコー画像のランドマークとなります[8]。

　lung スライディングは、呼吸に伴う胸膜線の水平方向の動きを指し、正常な空気を含んだ肺の存在を示します。lung スライディングを認める場合、気胸を除外することができます。

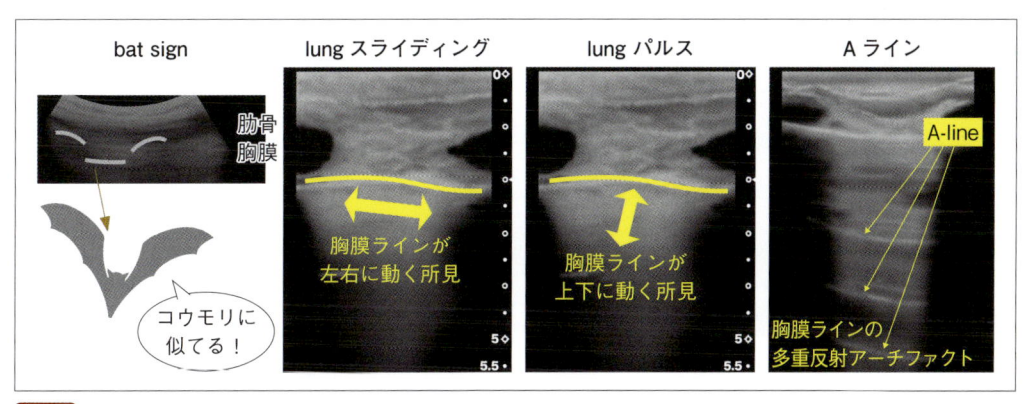

・空間コンパウンドイメージ：オフ
・組織ハーモニック：オフ
・フォーカス：調整可能であれば胸膜ラインの深度に合わせる。

コンパウンド：オフ　コンパウンド：オン　　　胸膜ラインに対して　　　　　　　　　胸膜ラインに対して
　　　　　　　　　　　　　　　　　　　　フォーカスが浅い　　　　　　　　　　　フォーカスが深い

オフにすると、胸膜から生じるアーチ
ファクトを正確に評価できる。

フォーカスが深すぎると B-line の幅が広くなる。

図1 vascular モードや abdominal モードで代替する際の設定（文献 9 をもとに作成）

bat sign　　　　　lung スライディング　　　lung パルス　　　　A ライン

肋骨
胸膜

コウモリに
似てる！

胸膜ラインが
左右に動く所見

胸膜ラインが
上下に動く所見

A-line

胸膜ラインの
多重反射アーチファクト

図2 合気の多い正常な肺で認められる POCUS 所見（文献 8、9 をもとに作成）

lung パルスは、呼吸停止時（無呼吸）の状態で胸膜表面にある心拍動に同期した微細な動きのことです。これは心臓の収縮に伴って胸膜がわずかに動くために生じます。lung パルスは、胸膜が肺に接していることを示すため、気胸を除外するのに役立ちます。

A ラインは胸膜線に平行な線状のアーチファクトで、正常な空気を含んだ肺を示しています。一方、B ラインは、胸膜から垂直に伸びる高輝度の線状アーチファクトであり、これによって A ラインが見えなくなります。これを B ラインとよびます。正常な肺でも、1 つの肋間に 1〜2 本の B ラインがみられることがあります。

● 異常所見：multiple B ライン

一肋間に 3 本以上の B ラインが認められる場合は、多発 B ラインとよばれます（図 3）。これは、肺水腫など肺内の水分密度が増加している病的な所見とされます。ただし、間質性肺炎でも同様の所見を示すことがあるため、病歴や身体所見の確認が重要です。なお、セクタープ

Part.3

エコー検査（肺・心）

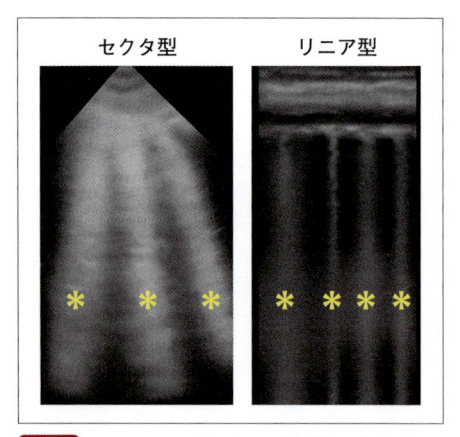

図3 Multiple B ライン（文献 9 をもとに作成）

セクタ型では放射状、リニア型では平行に 3 本以上 B ライン（＊）が認められます。

ローブとリニアプローブでは、B ラインの見え方が異なることがあります（参照：p.136 エピソード⑤）。

● **異常所見：スライディングの消失**

呼吸に伴う胸膜線の動きが認められない場合、「気胸、胸膜炎、胸膜癒着」といった病態が考えられます（参照：p.135 エピソード②）。

● **異常所見：胸水貯留**

胸水の存在を示唆する所見が認められます（参照：p.135 エピソード③）。

● **異常所見：呼吸時の横隔膜可動域低下**

呼吸に伴う横隔膜の動きが低下している所見です（参照：p.135 エピソード①）

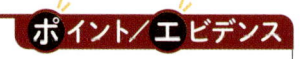

肺 POCUS 所見のまとめ

● bat sign は、肋骨と胸膜線によって形成され、肺エコー画像のランドマークとして機能します。A ラインは、胸膜線に平行な水平反響アーチファクトです。

● lung スライディングは、呼吸に伴う胸膜線の動きを指し、正常で空気を含んだ肺の存在を示します。lung スライディングが確認できる場合、気胸を除外することができます。一方で lung スライディングの消失は気胸の可能性を示唆しますが、胸膜炎でも消失することがあるため、注意が必要です。

● 一方、B ラインは胸膜線から生じる垂直のアーチファクトであり、一肋間から 3 本以上認められる場合は、間質症候群や肺水腫を示唆します。

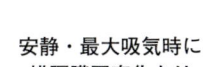

Part.3
エコー検査（肺・心）

エピソード①　COPD 急性増悪

【症例】74 歳男性
【主訴】急激な労作時呼吸苦
【現病歴・経過】患者は慢性心不全、糖尿病、ネフローゼ症候群で他院に通院中であった。感冒を契機に急激な労作時呼吸苦が出現し、救急外来を受診。身体所見では Hoover 徴候、呼気延長、呼気時の連続性ラ音を

安静・最大吸気時に
横隔膜平定化あり

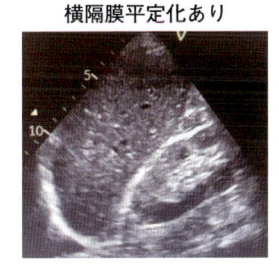

横隔膜可動域
安静吸気時径と最大吸気時径の格差 2mm であり、横隔膜の可動性の余力が乏しいことが示唆される。

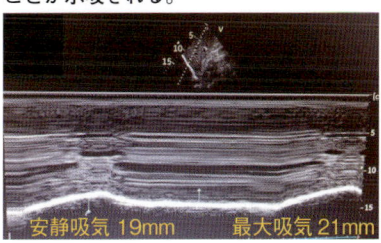

安静吸気 19mm　　最大吸気 21mm

認めた。胸部画像所見では肺炎像は認められず、COPD 急性増悪と診断し入院。来院時の超音波検査による横隔膜評価では最大吸気 20.8mm、安静吸気 19.2mm と格差がなく、横隔膜可動域の余力はないことが示唆された。退院前には最大吸気 45.6mm、安静吸気 16mm に改善した。なお一秒量は症状が軽快した入院後 7 日目 0.77L、30 日後 1.20L と推移した。また心窩部アプローチからの 4 腔像に関して、入院時に比して軽快時において、右心系の拡大は縮小軽快した。
【コメント】超音波検査による横隔膜評価は、治療の有効性評価に有用と考えられた。

エピソード②　左自然気胸

【症例】21 歳男性　【主訴】入浴中の突然発症の左胸痛
【現病歴・経過】患者は生来健康、喫煙歴はなし。入浴中に突然左胸痛を感じ、救急外来を受診。血圧 127/80 mmHg、呼吸数 16 回 /min、SpO_2 96%。会話は可能で、頸静脈怒張はな

左 lung スライディングー

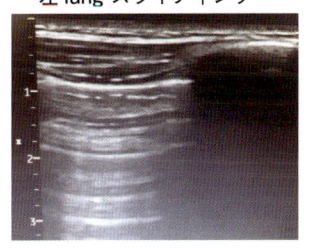

右 lung スライディング＋

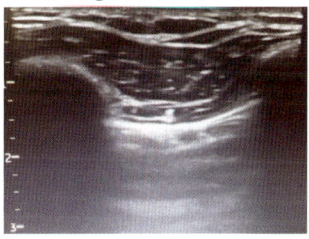

く、胸部聴診では左側の呼吸音が減弱していた。肺エコーでは、左肺の lung sliding を認めず、左自然気胸と診断。胸腔ドレーンの挿入により症状は軽快した。

エピソード③　右膿胸

【症例】83 歳男性　【主訴】呼吸困難
【現病歴・経過】患者は脳梗塞により右半身麻痺および嚥下機能障害を有する。呼吸困難を主訴に救急受診し、肺 POCUS（Point-Of-Care Ultrasound）検査により右胸腔内に隔壁形成した胸水貯留が確認された。右前胸部（upper BLUE ポイント）では lung スライディングを認めなかった。

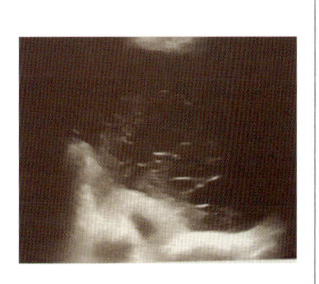

【コメント】肺 POCUS 検査は右胸腔内の隔壁形成を伴う胸水貯留を明らかにした。lung スライディングが認められないときの鑑別疾患として、気胸だけでなく胸膜炎なども考慮する必要がある。胸膜炎は肺や胸膜の炎症によって lung スライディングが消失する。

エピソード④ 閉塞性ショック（がん性胸膜炎／心膜炎）

【症例】76 歳男性　【主訴】労作時息切れの悪化

【現病歴・経過】患者は関節リウマチと肺がんの診断を受けており、両側がん性胸膜に対して BSC 方針であった。1 週間前から労作時の息切れが急激に悪化し救急外来受診。視診で頸静脈の怒張あり、聴診では両側肺野の呼吸音は減弱していた。超音波検査では、心嚢液貯留、両側胸水、下大静脈の怒張（呼吸性変動なし）を認めた。心嚢ドレナージと胸水ドレナージを施行し、症状は軽快した。

【コメント】本症例は、超音波検査によって迅速な診断にいたり、早期のドレナージ処置によって、バイタルサインの安定化および症状緩和に至った。

心窩部 4 腔像

| 心嚢液を多量に認め
右心系は虚脱 | 心窩部、下大静脈縦断面、
呼吸性変動なし | 右肋間部、大量胸水、
横隔膜可動性低下 |

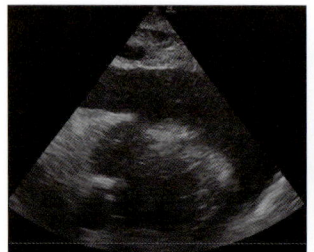 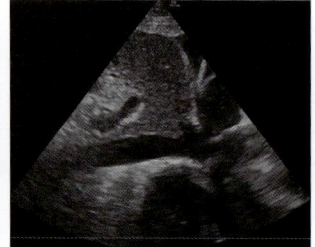 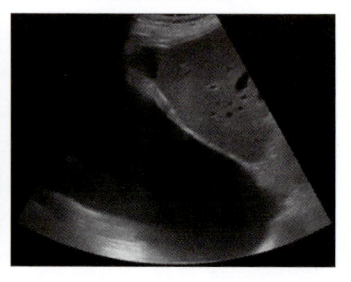

エピソード⑤ 抗がん薬による薬剤性肺障害

【症例】79 歳女性

【主訴】発熱、倦怠感、呼吸困難

【現病歴・経過】再発進行膵臓がん（多発性肝転移、腹膜播種）に対し化学療法中。X 日に発熱と下腿の浮腫が出現し、大腿部 DVT と診断し、ヘパリン治療を開始。腫瘍の増大が見られ、X+10 日よりナブパクリタキセル単剤治療を開始。X+28 日に発熱と呼吸困難が出現し、翌日救急外来を受診。

| 左室長軸像 LV 収縮 70%
左房拡大なし | multiple B ラインを
認める |

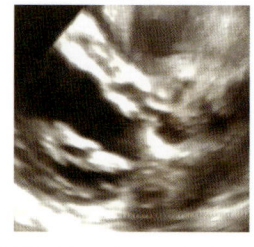 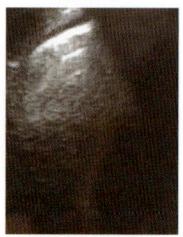

視診では頸静脈怒張は認めず。聴診で両側肩甲骨下部に吸気時ラ音を認めた。肺エコーでは両側肺に multiple B ライン を認めた。FoCUS では左室壁運動の異常や左房の拡大は認めず。DVT の悪化もなし。後に撮像した胸部 CT でびまん性のすりガラス陰影を認めた。臨床経過・症状なども併せて抗がん薬による薬剤性肺障害と診断した。

■FoCUS について

　心臓 POCUS の方法として FoCUS（Focused Cardiac Ultrasound）があります。これは、身体所見の延長線上としてスクリーニングを行う方法であり、3 カ所・5 断面を用いて行います（図 5）。プローブの選択にはセクタープローブを使用します。評価の仕方は表 3 にまとめました。

POCUS トレーニング方法　ポイント／エビデンス

比較的短時間のトレーニングによって POCUS を習得することができます。実践する際に意識すべきポイントを表 4 にまとめました。

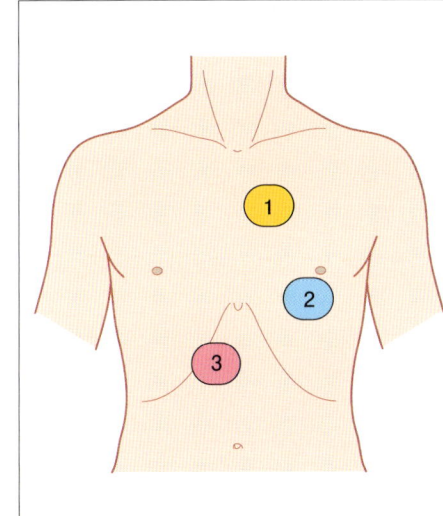

1 → 胸骨左縁の傍長軸像
… 胸骨左縁にプローブを置き、心臓の長軸方向の像を確認する。 … 左室、右室、左房、大動脈弁の評価を行う。
1 → 胸骨左縁の短軸像
… 同じ位置からプローブを 90°回転させ、心臓の短軸方向の像を確認する。 …乳頭筋レベルでの左室断面を評価する。
2 → 心尖部 4 腔像
… 心尖部にプローブを置き、4 心腔（左室、右室、左房、右房）を確認する。
3 → 肋骨下大静脈像
…肋骨下にプローブを置き、大静脈の像を取得する。 …大静脈の呼吸による変動を観察し、体液状態を評価する。
3 → 肋骨下 4 腔像
… 同じ位置からプローブを少し角度を変えて、心臓の 4 腔像を取得する。 … 心嚢液の貯留などを確認する。

図 5 FoCUS での画像の取り方（文献 3 をもとに作成）

表 3 FoCUS での評価方法

左室収縮機能 …全体的な収縮機能を視覚的に評価
右室収縮機能 …右室の拡張や収縮を視覚的に評価
心嚢液貯留 …心嚢液の有無と量を評価
体液状態 …大静脈の径および呼吸による変動を観察

（文献 3 をもとに作成）

表 4 POCUS 実践のポイント

健常者の超音波所見の把握
症例経験
POCUS に慣れた指導医との討議 　…超音波検査結果と病歴・身体所見の関連性を指導医と討議する
自己学習 　…POCUS の実践 　…病歴・身体所見から予測できる超音波所見を想起する 　…YouTube を活用した学習など

BLUE プロトコール

●ショック・急性呼吸困難感に対する超音波アプローチ

　実臨床では、肺、心臓、血管内ボリュームの迅速な評価が必要なシーンがあります。特にショックや急性呼吸困難感を呈する状況では、肺POCUSやFoCUSは独立して活用する技術ではありません。これらの検査は連続的に施行し、その所見を統合して迅速に病態を把握し、次のアクションを決定することが求められます。

　そこで、重度の呼吸困難を診断するための肺エコーを利用した意思決定ツリーとして「BLUEプロトコール」[1, 8] があります。詳細は成書に譲りますが、ここでは実践的なコツとしてBLUE点の観察方法のみ（図6）にまとめました。基本的な肺・心POCUSの理解をふまえたうえで、学んでみましょう。

ポイント／エビデンス

所見の記載について

肺POCUSおよびFoCUSは、呼吸器および循環器系の評価において重要なツールです。多岐にわたる観察ポイントがあるので、チェックシートを導入することが有用です（表5、6）。チェックシートは、観察ポイントを体系的に整理し、評価の漏れを最小限に抑えるだけでなく、情報共有や教育にも役立ちます。

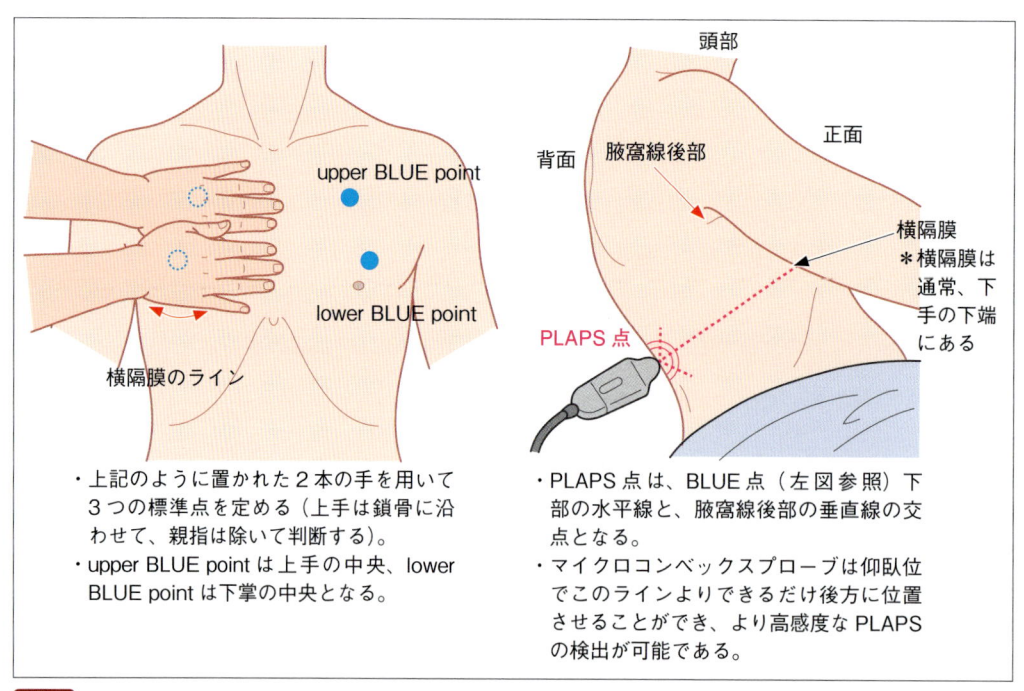

・上記のように置かれた2本の手を用いて3つの標準点を定める（上手は鎖骨に沿わせて、親指は除いて判断する）。
・upper BLUE point は上手の中央、lower BLUE point は下掌の中央となる。

・PLAPS点は、BLUE点（左図参照）下部の水平線と、腋窩線後部の垂直線の交点となる。
・マイクロコンベックスプローブは仰臥位でこのラインよりできるだけ後方に位置させることができ、より高感度なPLAPSの検出が可能である。

図6 BLUEプロトコールにおけるBLUE点の観察点（文献8をもとに作成）

表5 肺 POCUS チェックシート

	左側	右側
lung スライディング グ	なし／あり	なし／あり
lung パルス	なし／あり	なし／あり
multiple B ライン	なし／あり	なし／あり
胸水	なし／あり	なし／あり

（文献 9 をもとに作成）

表6 FoCUS チェックシート

心膜液貯留	なし／あり
心タンポナーデ	なし／あり
左室拡大	なし／あり
左室収縮能	正常／軽度低下／重度低下／過収縮／心停止
右室拡大	なし／あり
下大静脈径	正常／拡大／虚脱
下大静脈径の呼吸性変動	正常／減弱／消失

（文献 9 をもとに作成）

Part.3
エコー検査（肺・心）

エコー検査 "これ！" ポイント

▶ 肺・心 POCUS は呼吸循環器系システムのスクリーニング方法として非常に重要です。

▶ 救急、外来診療、在宅診療、リハビリテーションなど、さまざまな医療環境で活用されています。

▶ ショックや急性呼吸困難感の評価に非常に有効です。

▶ 呼吸状態や心機能状態の経過観察が可能です。

▶ ベッドサイドで迅速に評価でき、患者の移動が不要です。

▶ 比較的短期間のトレーニングで習得が可能です。

▶ 気胸、胸水貯留、肺水腫、心囊液貯留、心腔拡大の有無、血管内ボリュームなどの評価が容易です。

▶ 病歴と身体所見を組み合わせることで、診断精度が向上します。

▶ 横隔膜評価などを通じて、間質性肺炎や COPD 領域でも肺エコーは注目されています。

▶ 肺・心 POCUS を習得することで、よりよい診療・ケアにつながります。

引用・参考文献

1) Lichtenstein DA, Mezière GA. Relevance of lung ultrasound in the diagnosis of acute respiratory failure: the BLUE protocol. Chest. 2008;134（1）:117-25.

2) Lichtenstein DA. BLUE-protocol and FALLS-protocol: two applications of lung ultrasound in the critically ill. Chest. 2015;147（6）:1659-70.

3) Neskovic AN, Skinner H, Price S, Via G, De Hert S, Stankovic I, et al. Focus cardiac ultrasound core curriculum and core syllabus of the European Association of Cardiovascular Imaging. Eur Heart J Cardiovasc Imaging. 2018;19（5）:475-81.

4) 厚生労働省. 特定行為とは 2024 年 [Available from: https://www.mhlw.go.jp/stf/seisakunitsuite/bunya/0000050325.html.（2024/10/10 閲覧）

5) Shiraishi M, Higashimoto Y, Sugiya R, Mizusawa H, Takeda Y, Fujita S, et al. Diaphragmatic excursion correlates with exercise capacity and dynamic hyperinflation in COPD patients. ERJ Open Res. 2020;6（4）.

6) Milesi J, Boussuges A, Habert P, Bermudez J, Reynaud-Gaubert M, Delliaux S, et al. Ultrasound evaluation of diaphragmatic function in patients with idiopathic pulmonary fibrosis: a retrospective observational study. Respir Res. 2023;24（1）:259.

7) 和隆 西, 厚生 吉, 雅 成, 聰五郎 入, 安春 徳, editors. スワルツ 身体診察法 病歴と検査 第五版. 5th Edition ed: 西村書店; 2015.

8) Bhoil R, Ahluwalia A, Chopra R, Surya M, Bhoil S. Signs and lines in lung ultrasound. J Ultrason. 2021;21（86）:e225-e33.

9) 日本心エコー図学会. 心臓および肺 Point-of-Care 超音波検査の実施と活用, 教育に関する手引き 2023 [Available from: http://www.jse.gr.jp/contents/guideline/index.html.

中村孝人

⑰ EIT（電気インピーダンス・トモグラフィ）

1 検査の目的

EIT は胸部に巻きつけた電極によって電気抵抗の変化を測定し、換気分布の変化をベッドサイドで視覚化することができる画像検査である。おもには集中治療室における呼吸不全患者を対象に用いられる。何らかの介入に対する換気分布の変化、PEEP 設定、強い自発呼吸による pendelluft 現象を観察することができる。

2 検査のタイミング

呼吸器設定の変更や、痰を吸引したり体位を変化させた際の換気分布の変化をリアルタイムに観察する。ARDS 患者の適切な PEEP 設定を行う際にも用いる。また、強い自発呼吸があると身体所見上疑われた際に、pendelluft 現象の有無を観察するために用いる。

EIT（電気インピーダンス・トモグラフィ）とは？

電気インピーダンス・トモグラフィ（EIT：electrical impedance tomography）は体表面の皮膚に巻きつけた電極を使用し、それぞれの電極から電流を流し、電極間に挟まれた肺内の電気抵抗の変化を測定し、2D 画像にしたものです。呼吸運動によって空気が流入すると電気抵抗（インピーダンス値）が変動し、その変化量を画像化することで、「どの部位でどの程度空気が入ってきたか」を視覚化することができます。1984 年にはじめて画像化に成功してから、その後多くの研究が行われ、現在では実臨床にて利用可能で、わが国でも 2019 年の薬事承認から徐々に普及してきています（執筆時現在、2 社の EIT がわが国で使用可能）。

測定方法

図 1 のように電極が内蔵されたベルトを巻いて測定を行います。ベルトの装着部位は第 4、5 肋間あたりです（女性の場合は乳房の上）。EIT の測定のための電流は頭側と尾側方向にも流れるので、ベルトから上下 10cm の範囲に起こる換気分布を反映するとされています。そのため、ベルトを下に巻きすぎると、横隔膜の構造上肺領域は減少していくため、測定できるインピーダンス変化が小さくなってしまうので注意が必要です。

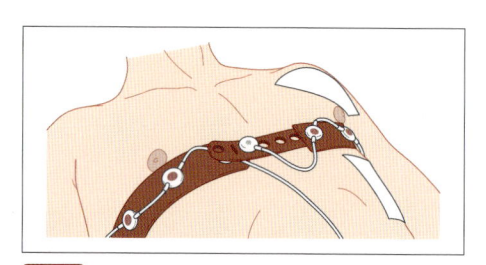

図 1 ベルト装着図

■ EIT のメリットとデメリット

　放射線を用いず非侵襲的であり、そして、1秒間に最大50枚の画像を取得できるため換気の変化をリアルタイムでモニタリングできるという、そのほかの検査にはない利点があります。この利点によって、呼吸器設定の変更や、痰を吸引したり体位を変えたりした際の換気分布の変化を、CT室に移動することなくリアルタイムに観察できます。

　一方、空間分解能はCT検査に比べて限定的（32電極のベルトであれば、32 × 32ピクセルなど）です。また、妊婦や授乳中の患者は禁忌、ペースメーカ・植込み型除細動器などの電子機器が胸部にある場合や、ベルト装着部位に熱傷や外傷がある場合などは使用できない、という点ではCT検査などの画像検査に劣ります。

EIT の基本画面

　EITの基本画面を図2に示します。リアルタイムのインピーダンス変化を示すダイナミックイメージが大きく表示され、どのように換気分布がなされているかを確認することができます。これらを確認することで現在の換気分布、介入に伴う換気分布の変化を観察します。

■ 換気分布の割合

　左上には換気分布の腹側と背側の割合、左と右の割合が示されています。腹側と背側の割合については換気分布の均一性の評価としてPEEP設定の一手法として用いられています（詳細は後述）。

■ プレチスモグラフ

　右下に示されているのが、全体のインピーダンス変化を波形化したもので、プレチスモグラ

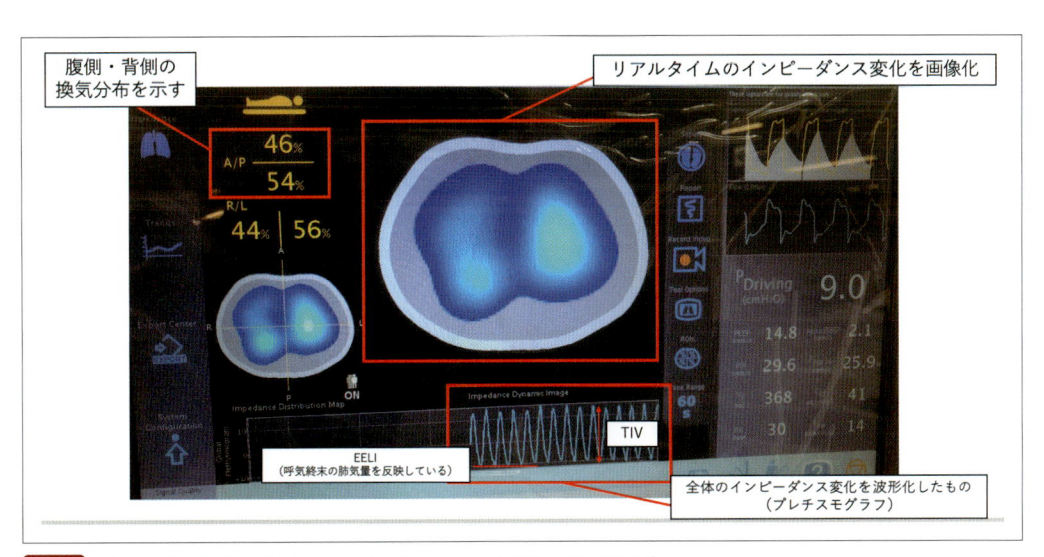

図2 EITの基本画面（Enlight™ 2100、Timpel社）（筆者撮影）
吸気終末の換気分布を静止画像にしたものがダイナミックイメージの左下に示されているインピーダンス分布マップである。タイダルイメージともよばれる。

フとよばれます。この波形の振幅が1回換気に伴うインピーダンス変化（TIV：tidal impedance variation）であり、1回換気量に相当するものとなります。そして波形の底辺が呼気終末のインピーダンス値（EELI：end-expiratory lung impedance）です。これは呼気終末の肺気量（EELV：end-expiratory lung volume）を反映しており、トレンドでみることで介入に伴う変化をモニタリングすることができます。

EIT が有用な場面

換気分布の観察

●換気が入っているかいないか

EIT によるモニタリングにおいて、最も有用なのは換気分布の観察ができることです。図3のように CT にて右下肺野に大きな無気肺がある場合の EIT のタイダルイメージを示します[1]。同部位に換気が入っていないことが一目瞭然であり、これをベッドサイドで確認することができます。

例えば、痰の閉塞により無気肺が生じている際に、気管支鏡を用いて痰を吸引した際に、換気が入るようになったかどうかをベッドサイドで簡単に確認することができます。図4に開放吸引前後のタイダルイメージとプレチスモグラフを示すます[1]。開放吸引後のタイダルイメージにて背側に換気が入らなくなっていること、またプレチスモグラフのトレンドを確認すると EELI が著明に低下していることもわかります。開放吸引により背側肺が虚脱し、換気が入らなくなったことを確認することができます。

●PEEP 変更でどう変わったか

また EIT による換気分布を観察することで、PEEP を変更した際の変化を観察することもできます。PEEP は虚脱の改善（肺リクルートメント）を目的に高めることがありますがその効果をベッドサイドで確かめることができます。一方で PEEP が高過ぎることで呼気時も肺が広がりきった状態（過膨張）にしてしまうと、その部分は換気が入りにくくなってしまいま

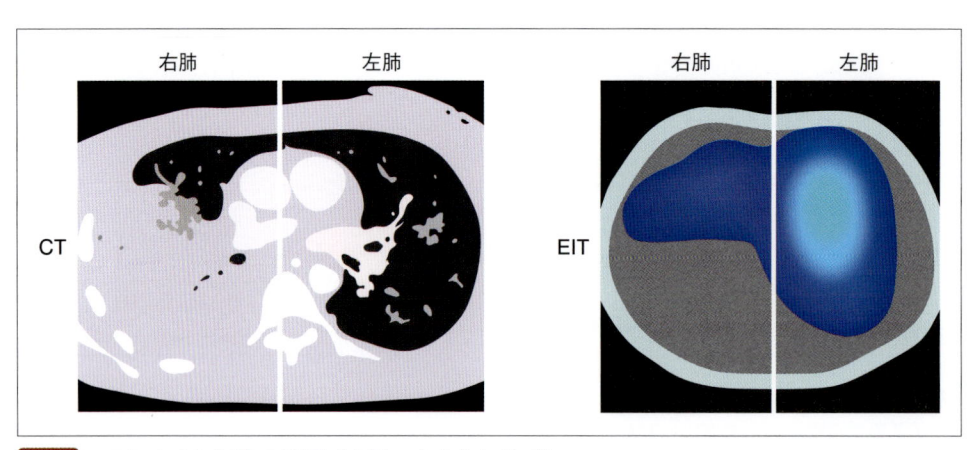

図3 EIT による無気肺の確認（文献1をもとに作成）

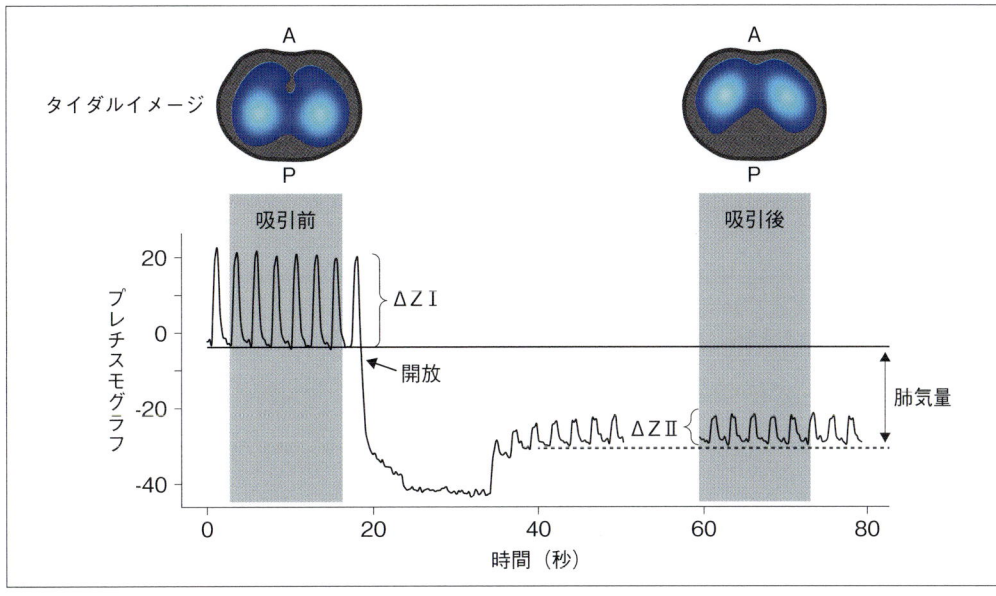

図4 開放吸引前後のタイダルイメージとプレチスモグラフ（文献1をもとに作成）

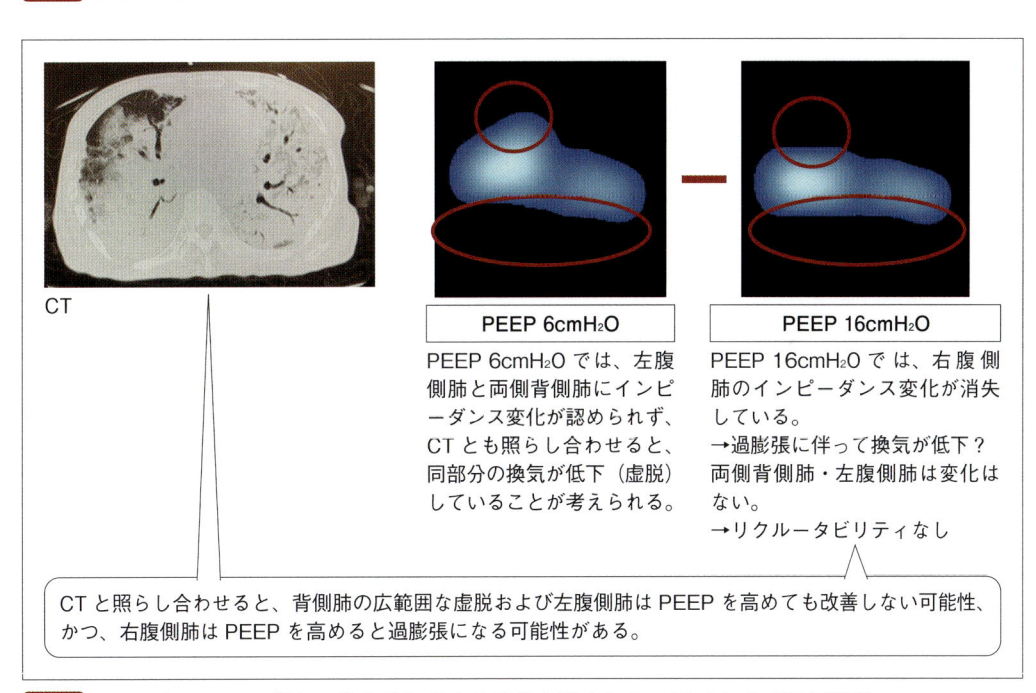

PEEP 6cmH₂O

PEEP 6cmH₂O では、左腹側肺と両側背側肺にインピーダンス変化が認められず、CT とも照らし合わせると、同部分の換気が低下（虚脱）していることが考えられる。

PEEP 16cmH₂O

PEEP 16cmH₂O では、右腹側肺のインピーダンス変化が消失している。
→過膨張に伴って換気が低下？両側背側肺・左腹側肺は変化はない。
→リクルータビリティなし

CT と照らし合わせると、背側肺の広範囲な虚脱および左腹側肺は PEEP を高めても改善しない可能性、かつ、右腹側肺は PEEP を高めると過膨張になる可能性がある。

図5 EIT による PEEP 増加に伴う換気分布の変化を観察した一例（すべて筆者撮影）

80 代男性、COVID-19 肺炎による ARDS で挿管された。胸部 CT では両側背側を中心にほぼ全肺野に浸潤影が広がっている。挿管後、人工呼吸器設定 AC/PC、FiO_2 0.8、Pi 14cmH₂O、PEEP 10cmH₂O で、1 回換気量 280mL、動脈血液ガス上 PaO_2 60Torr（→ P/F 比 =75）である。

本症例に対して PEEP 増加によるリクルータビリティがあるかどうかを見るために EIT を装着した。PEEP を 6cmH₂O から 16cmH₂O にしたときの換気分布を観察すると、右肺の腹側の換気が消失しているように見え、かつ両側背側および左腹側の換気はまったく改善しなかった。コンプライアンスはむしろ悪化（Crs 20 → 16）し、酸素化の改善もなかったため、虚脱した両側背側肺および左腹側肺のリクルータビリティは乏しいと判断、PEEP は 10cmH₂O 程度のままとして、腹臥位療法を施行した。それでも酸素化の改善が乏しいまま数時間経過し、VV-ECMO 導入にいたった。

す。この部分も換気分布の消失として確認することもできます。この過膨張の可能性を確認できるのは EIT にしかできない重要なモニタリングの一つです。図5 に PEEP による変化を EIT の換気分布で観察した一例を示します。

■ARDS 患者における PEEP 決定

これまで最も研究され、筆者も EIT を用いる場面として最も多いのが ARDS 患者における PEEP 決定です。

●ARDS における適切な PEEP とは？

典型的な ARDS は背側を中心に肺胞が虚脱し、換気できる肺が小さくなるという baby lung が特徴とされ、この baby lung に大きな1回換気量が入ること（volutrauma, barotrauma）、そして虚脱肺においては一部が虚脱と開放が繰り返されることによって肺傷害が生じること（atelectrauma）、これらが人工呼吸器関連肺傷害（VALI：ventilator associated lung injury）の機序とされます。そこで歴史的に ARDS に対しては、虚脱肺を開放し、baby lung を大きくするため、そして肺胞の開放を維持することで atelectrauma を予防するため、高めの PEEP をかけることに主眼がおかれてきました。しかし、高すぎる PEEP は前述したように特に腹側肺が過膨張となるリスクがあります。よって、VALI を予防するという観点からの適切な PEEP は，呼気時でもできる限り肺を虚脱させず（吸気・呼気を通じて開放を維持）、吸気時に過膨張とならない PEEP ということになります。ここで認識しておくべきことは、すべての ARDS 患者がある程度の高い PEEP をかければ虚脱が改善するわけでもなく（"リクルータビリティがない"と表現されます）、その場合は過膨張だけを引き起こし害しかないこともあり得るということです。

●EIT による最適な PEEP の求め方

そこで EIT です。EIT では前述したように換気分布が可視化できるため、ARDS に特徴的な腹側と背側の換気分布の偏りが確認できます。そこで典型的には背側が虚脱する ARDS において、背側の虚脱を解除（背側肺の換気を改善）し、腹側は過膨張にならない（腹側肺の換気がそれほど悪化しない）PEEP を探す手法があります[2]。

具体的には肺野全体における換気のうち、背側肺が占める割合を center of ventilation（COV）と定義し、腹側肺と背側肺が均一に換気される（COV=50% となる）PEEP を最適な PEEP とします。COV=50% となる PEEP を探す際は、通常 PEEP を段階的に高圧から低圧（例：24cmH$_2$O から 6cmH$_2$O まで 2cmH$_2$O ずつ）に変化させる過程（decremental PEEP trial、図6）[*]で各 PEEP における換気分布を測定していきます。PEEP が高い時は腹側肺が過膨張傾向になるので背側優位の換気に、PEEP が低い時は背側肺が虚脱傾向になるので腹側優位の換気になります。よって図7 の症例のように COV の変化が観察されるわけです。

EIT による PEEP 決定手法はさまざまな手法が検討されていますが、過膨張と虚脱ができるだけ少ない PEEP を探すという設定方法としてわが国で施行できるものとしては、この decremental PEEP trial にて COV=50% を探す手法となります。

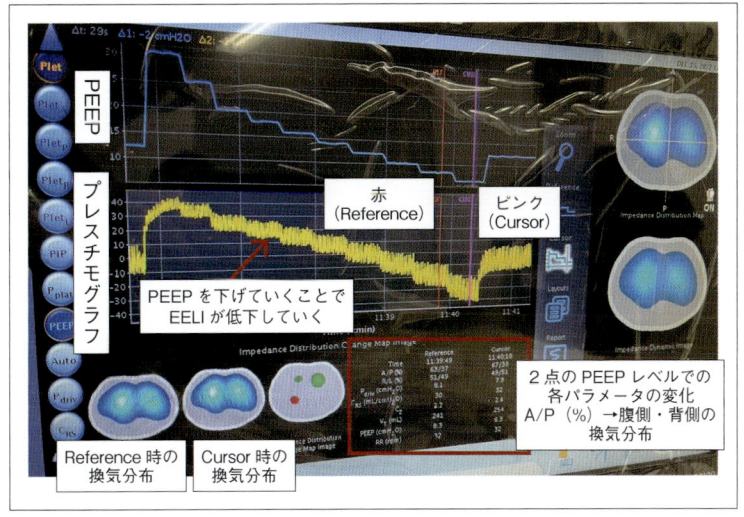

図6 Decremental PEEP trial 施行時の EIT のトレンドスクリーン（筆者撮影）（Enlight™ 2100、Timpel 社）

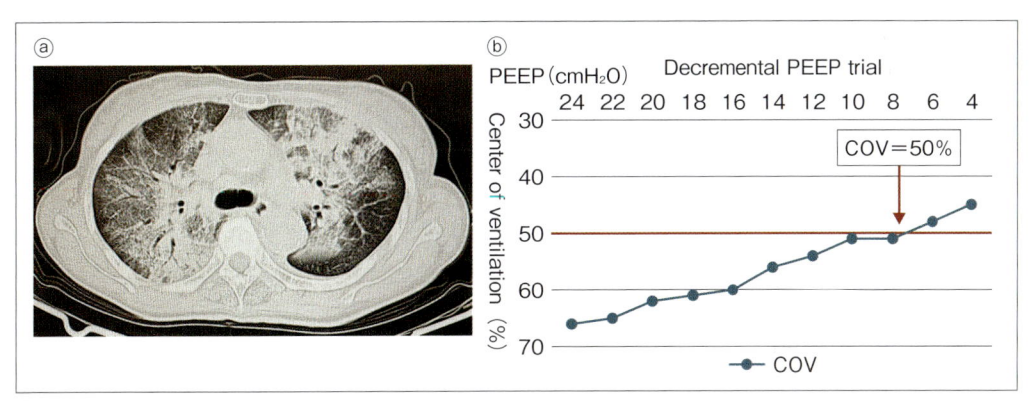

図7 Decremental PEEP trial を通して COV=50% の PEEP を探し、PEEP 設定を行った一例

60 代女性、関節リウマチに対してメトトレキセート内服中の患者。発熱および呼吸困難で搬送され、著明な低酸素血症、胸部 CT 上の両側肺すりガラス影を認め（@）、両側肺炎・ARDS の診断で、挿管後 ICU 入室（その後ニューモシスチス肺炎と判明）。ICU 入室後、人工呼吸器設定 AC/PC、FiO_2 0.8、Pi 14cmH_2O、PEEP 10cmH_2O で、1 回換気量 250mL、動脈血液ガス上 PaO_2 55Torr（→ P/F 比 =68）である。

本症例に対して EIT を利用しての PEEP 設定を試みた。EIT を装着し、decremental PEEP trial（30cmH_2O、30 秒のリクルートメントマニューバーを施行後、24cmH_2O から 4cmH_2O まで 30 秒ごとに PEEP を漸減していく手法で施行）を行った。図（⑥）のような結果となり、COV=50% となる PEEP は 7cmH_2O（COV=50% に近いという点では 6〜10cmH_2O 程度）であった。本症例もリクルータビリティは乏しいと判断、PEEP は 10cmH_2O のままとして、腹臥位療法を施行した。その後徐々に酸素化の改善を得た。

＊注：通常、decremental PEEP trial を行う前に短時間のリクルートメントマニューバー（30cmH_2O で 30 秒など）を施行することが多く、一連の手技として行われる。

●EIT による PEEP 決定のメリット

「ARDS 患者に対して、EIT による PEEP 決定手法が従来の PEEP 決定手法と比べて死亡や人工呼吸器期間などの臨床的アウトカムを改善する」というエビデンスはまだありません。し

かし、最近発表されたメタ解析では「EIT による PEEP 決定手法は従来法と比較して肺コンプライアンスを有意に改善する」と報告されました[3]。これは EIT によって各 ARDS 患者の PEEP 設定を個別化できることが示されたといえます。つまり、高い PEEP をかけることで虚脱を改善させることができる患者（"リクルータビリティがある患者"）と、高い PEEP をかけることで虚脱を改善しないばかりか過膨張を引き起こしてしまう患者（"リクルータビリティがない患者"）を判別でき、患者ごとに適切な PEEP を設定できる可能性があるわけです。

■自発呼吸による pendelluft 現象の観察

重症の ARDS 患者では時に強い吸気努力が引き起こり、それによって作り出された背側の強い陰圧により腹側から背側へ吸気早期に空気が流入するという現象が報告されています[4]。結果として背側肺に吸気早期に多量の空気が流入、その後遅れて腹側に入るという振り子様に空気が流入することから、pendelluft 現象とよばれます。これは 1 回換気量を制限していたとしても、背側の局所的な過伸展が起こりうり、これが肺傷害につながることを示唆しているものであり、重要です。

この現象そのものを視覚的にとらえることができるのは EIT のみです。しかし評価は主観的で、定量的に pendelluft 現象をモニタリングすることはできないため、実臨床では強い吸気努力そのものをモニタリングするのが一般的です。

ポイント／エビデンス

食道内圧を用いた PEEP 設定

ARDS 患者の PEEP 設定を個別化する手法として食道内圧を用いる手法があります。食道内圧は肺の外側の圧である胸腔内圧の代替として、食道内に入れるバルーンカテーテルを用いて測定されます。実際に肺にかかっている圧を経肺圧とよびますが、こちらは気道内圧－胸腔内圧（食道内圧）の差として計算されます。

呼気時の経肺圧を $0cmH_2O$ 以上にすることで、肺の虚脱を防ぐことができると考えられており、ARDS 患者における PEEP 設定の一手法として用いられています。例えば図 8 のように、呼気時の食道内圧が $10cmH_2O$ であった場合、PEEP を $10cmH_2O$ 以上に設定することで、呼気時の経肺圧を $0cmH_2O$ 以上にすることができ、虚脱（特に背側の）を予防することができると考えられます。

一方で、EIT とは異なり、この決定方法は腹側肺の過膨張を認識することができないので注意が必要です。

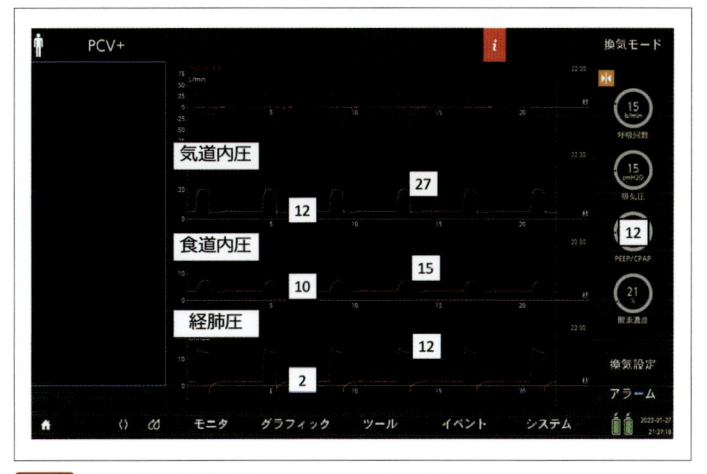

図8 呼気時の経肺圧を 0cmH$_2$O にする例

食道内圧を用いた吸気努力の評価

ポイント／エビデンス

人工呼吸管理中に自発呼吸がある場合、人工呼吸器による気道内圧と、自発呼吸によって胸腔内圧を陰圧にして肺を外に引っ張る力の、両者により肺は広げられます。大きな自発呼吸がある場合、われわれが普段モニタリングしている気道内圧は 25cmH$_2$O と示していても、自発呼吸により胸腔内圧が－15cmH$_2$O と陰圧となっている場合、「経肺圧＝気道内圧－胸腔内圧」であるので、肺には 40cmH$_2$O と予想以上の大きな経肺圧がかかっていることがあります。このように、大きな自発呼吸は高い経肺圧を作り出し、肺を傷害させる可能性があるわけです。よって、食道内圧の陰圧の振幅（Δ食道内圧）をモニタリングすることで、吸気努力の強さをモニタリングすることができます（Δ食道内圧が 10〜15cmH$_2$O 以上であると強い吸気努力があるとされます）。

EIT "これ！" ポイント

► EIT は肺内の電気抵抗の変化を測定することで、ベッドサイドで換気分布の変化を観察することができます。
► EIT による PEEP 設定は、過膨張を避けつつ虚脱を改善させる PEEP を探すことができます。
► EIT によって吸気努力が強いことによって生じる pendelluft 現象を観察することができます。

引用・参考文献

1) M Consuelo Bachmann, et al. Electrical impedance tomography in acute respiratory distress syndrome. Crit Care. 2018, 22 (1), 263.
2) Takeshi Y, et al. Regional Ventilation Displayed by Electrical Impedance Tomography as an Incentive to Decrease Positive End-Expiratory Pressure. Am J Respir Crit Care Med. 2019, 200 (7), 933-7.
3) Nickjaree S, et al. Electrical impedance tomography-guided positive end-expiratory pressure titration in ARDS: a systematic review and meta-analysis. Intensive Care Med. 2024, 50 (5), 617-31.
4) Takeshi Y, et al. Spontaneous effort causes occult pendelluft during mechanical ventilation. Am J Respir Crit Care Med. 2013, 188 (12), 1420-7.

片岡 惇

Part.4

そのほかの押さえるべき検査

⑱ 気管支鏡

1 検査の目的

1966 年に国立がんセンター（当時）の池田茂人先生により気管支ファイバーが開発されて約 60 年、小型化・軽量化・高性能化が進み、気管支鏡検査は、気管支病変・肺病変の検索・気道処置になくてはならない検査となっています。肺腫瘍・縦隔腫瘍などの悪性疾患、感染症（細菌・真菌・抗酸菌）、びまん性肺疾患、また気道の異物・閉塞・喀血の対処、難治性気胸へのインターベンションなど、多岐にわたる精査・治療に応用されます（表 1）[1]。

2 検査のタイミング

気管支鏡検査のタイミングですが、超急性期から、急性期（2 週以内）、亜急性期（2 週〜3 カ月）、慢性期（3 カ月以上）のすべての病期に適応があります。当院で最も多いのは、肺がん・肺腫瘍の診断、次に感染症（非結核性抗酸菌症、アスペルギルス症）などです。急性呼吸促迫症候群（acute respiratory distress syndrome；ARDS）や間質性肺炎増悪・肺胞出血などの急性のびまん性肺疾患も多く、適応があれば緊急気管支鏡検査を施行します。気管支肺胞洗浄（bronchoalveolar lavage；BAL）を施行し、気管支肺胞洗浄液（BAL fluid；BALF）を採取し、細胞分画、培養、CD4／CD8 などの病態解析を行い、抗菌薬・ステロイド治療の適応などを決定しています。また気道異物・痰貯留による窒息・気道腫瘍などに対して、緊急の検査を施行します。上記のように気管支鏡検査の施行には、疾患・疾患のフェーズなど、一例一例に、目的があって施行されています。その際、どのような病態・時期の疾患に、気管支鏡検査が施行されているかを把握してケアをすることが重要です。

ポイント／エビデンス

- 日本呼吸器内視鏡学会によれば、気管支鏡検査時の局所麻酔は、薄めの 1％キシロカインで十分であり、キシロカイン中毒の起きにくい局所麻酔が可能です[2]。
- American College of Chest Physicians（ACCP）のステートメントおよび British Thoracic Society（BTS）のガイドラインでは、鎮静薬としてはミダゾラムがよく使用されます。リバースにはフルマゼニルを使用しますが半減期が短いので、後から眠気がまた出現することがあり、当院では 0.5A 静注＋ 0.5A 点滴を使用しています。咳嗽対策にはフェンタニルを併用し、リバースにはナロキソンを使用しています[2]。
- 当院は以前、気管支鏡検査を主に経鼻で行っていましたが、現在は経口で行っています。経鼻の利点としては、苦痛が少ない、気管支鏡が抜けにくいことがいわれています[3]。

表1 気管支鏡の適応（文献1より転載）

		適応となる病状・疑い病名	施行手技例
診断	浸潤影	感染症として治療反応に乏しく、他疾患が疑われる場合	TBLB EBUS-GS-TBB
		喀淡の排出ができない場合	ブラシ擦過、気管支洗浄
	腫瘤影・結節影	悪性腫瘍が疑われる場合	EBUS-GS-TBB
		気道内病変が疑われる場合	直視下生検
	びまん性陰影	サルコイドーシス	BAL、TBLB、EBUS-TBNA
		過敏性肺炎、好酸球性肺炎、肺胞蛋白症	BAL、TBLB
		間質性肺炎	BAL、TBLB（診断補助的）
		ニューモシスチス肺炎などの感染性肺炎	BAL、TBLB
		肺胞出血	BAL
	リンパ節腫脹	悪性疾患	EBUS-TBNA
		サルコイドーシス	BAL、TBLB、EBUS-TBNA
		結核性リンパ節炎	EBUS-TBNA
	気道病変	喀血・血痰	内腔観察
		気管狭窄や無気肺精査	
		胸部外傷・煙吸引・気管瘻	
治療	喀痰排出困難（全身衰弱、脳血管障害、挿管中患者）		喀痰吸引
	気道異物		異物除去
	気管内挿管困難例		挿管補助
	気道狭窄（悪性疾患・良性疾患）		気道ステント／レーザー治療／光線力学的治療
	難治性気胸、有瘻性膿胸		気管支充填術
	吸入薬でコントロール不能な重症喘息		気管支サーモプラスティ

TBLB：transbronchial lung biopsy、EBUS-GS：endobronchial ultrasonography with a guide sheath、TBB：transbronchial biopsy、BAL：bronchoalveolar lavage、EBUS-TBNA：endobronchial ultrasound-guided transbronchial needle aspiration

正常の気管支分岐

　正常の気管支は、右肺3葉（上葉・中葉・下葉）、左肺2葉〔上葉（上区・舌区）・下葉〕の区域支に分岐し、その後、亜区域支に分岐します。内臓逆位の患者でなければ基本の解剖になります。亜区域支以遠は、上方・後方（背側）・外側を先にして、a・b、ⅰ・ⅱ、α・β、その先 x・y と命名して、観察・精査します（図1）[4]（動画参照）。

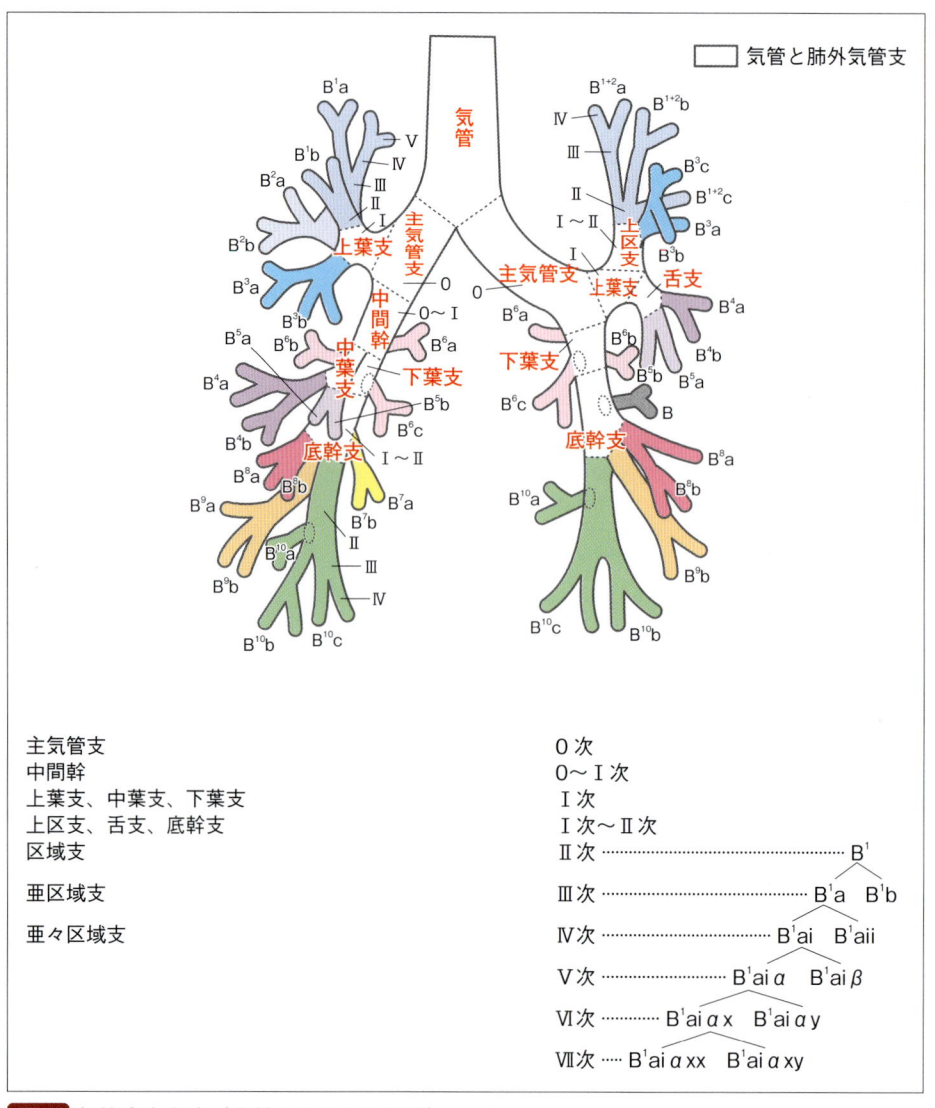

主気管支 0 次
中間幹 0～Ⅰ次
上葉支、中葉支、下葉支 Ⅰ次
上区支、舌支、底幹支 Ⅰ次～Ⅱ次
区域支 Ⅱ次 ··· B¹
亜区域支 Ⅲ次 ···························· B¹a B¹b
亜々区域支 Ⅳ次 ···················· B¹ai B¹aii
Ⅴ次 ·················· B¹aiα B¹aiβ
Ⅵ次 ········· B¹aiαx B¹aiαy
Ⅶ次 ····· B¹aiαxx B¹aiαxy

図1 気管支命名法（文献4をもとに作成）

気管支鏡"枝読み"術とバーチャル気管支鏡ナビゲーション（VBN）

　気管支ファイバーには 1T（太目）〜MP290（細径）などがあり、用途により選択します。中枢病変には、出血の吸引や処置を行いやすい太径ファイバーを使用することが多いです。末梢病変への気管支鏡検査には、枝読み術＋仮想気管支鏡ナビゲーション（virtual bronchoscopic navigation；VBN）の2者の併用で的中率を大幅に向上させることができます[5]。高分解能CT（high resolution CT：HRCT、thin-slice CT）を利用し、末梢病変の位置により、CT画像を操作しながら、病変部までの気管支の枝読み図を作成します。さらに、VBNを作成し、検査時に併用することにより病変的中率が向上しています。また、ガイドシ

ース併用気管支内超音波断層（endobronchial ultrasonography with a guide sheath；EBUS-GS）法の診断率は、VBN を併用しない場合の 67.4%から、VBN を併用すると 80.8%に向上します[2]。専用ソフト〔DirectPath（Olympus 社）、LungPoint®（Broncus 社）〕のほか、CT の Work Station ソフト〔VINCENT（FUJIFILM 社）、Ziostation（ziosoft 社）〕があり、当院は VINCENT を利用しています。

　EBUS-GS 法により肺生検を行う場合は気管支の「枝読み」を、CT 画像を用いて事前に行います[5]。それを参照して VBN を併用し、病変にガイドシースを誘導、ラジアル走査式 EBUS（R-EBUS）にて病変に的中しているか（within）を確認し、生検します（図2、3）。病変に接している（adjacent to）、接していない（invisible）の状態から、見えるように（within に）持っていく技術も重要になります[5]（図2、動画参照）

　VBN では縦隔リンパ節を描出可能なので超音波気管支鏡ガイド下針生検（EBUS-guided transbronchial needle aspiration；EBUS-TBNA）の際も参考にします（図4、動画参照）

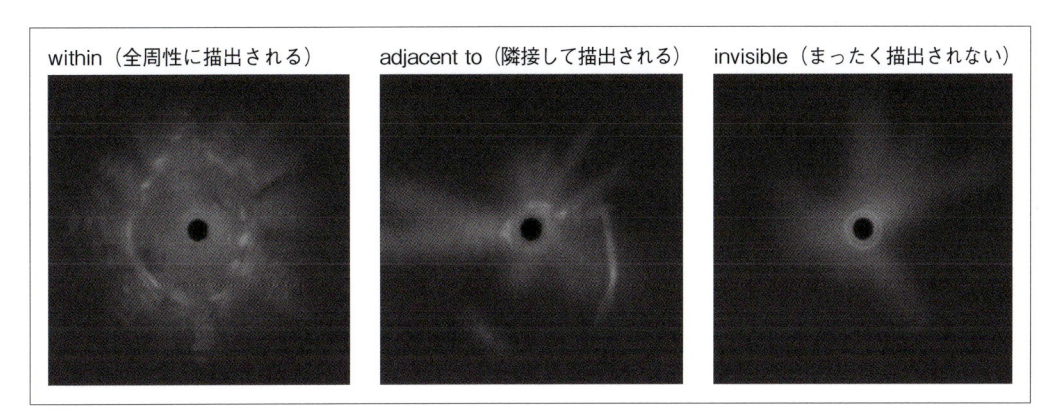

within（全周性に描出される）　　adjacent to（隣接して描出される）　　invisible（まったく描出されない）

図2 R-EBUS による同定（文献 6 をもとに作成）

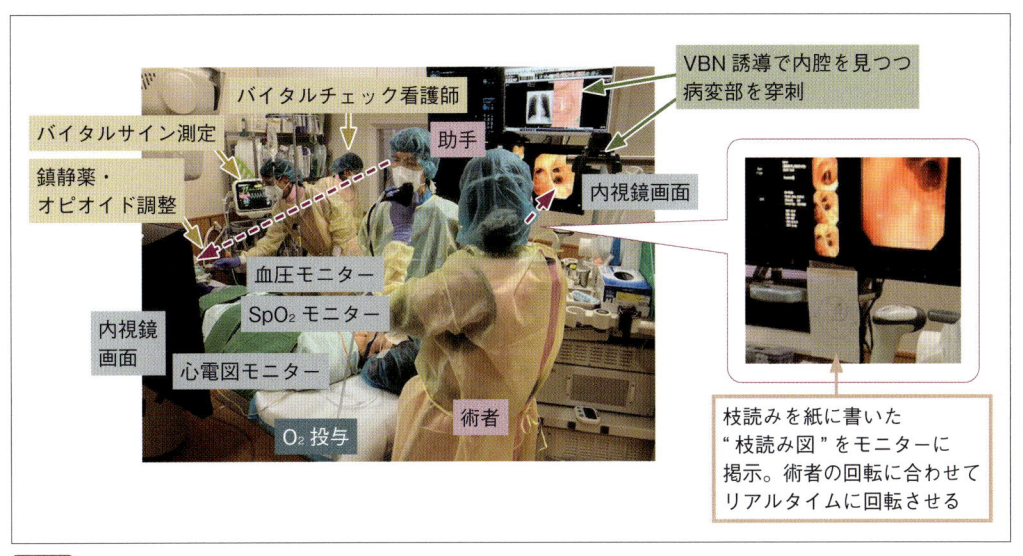

図3 気管支鏡 VBN の光景

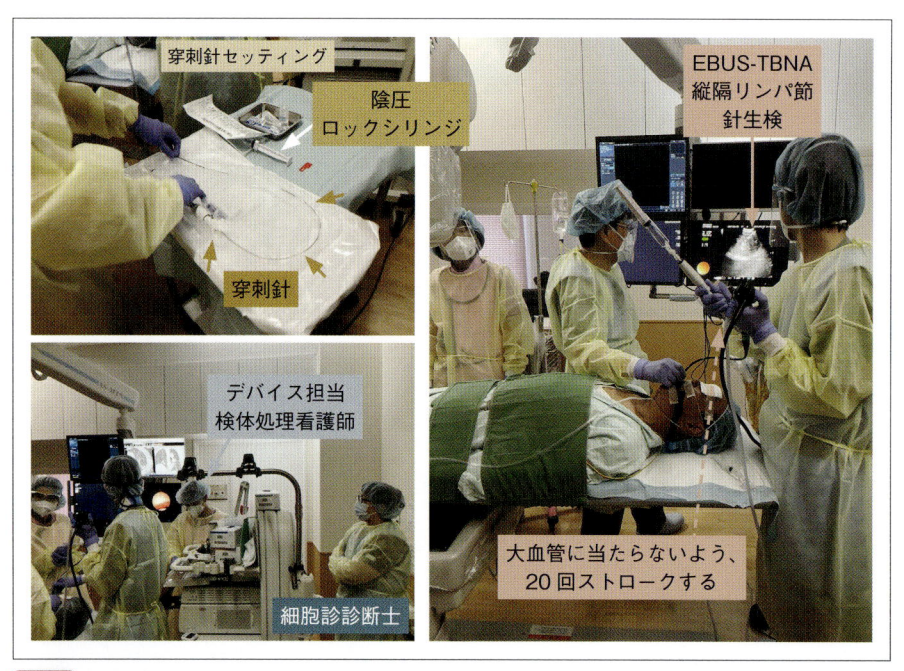

図4 気管支鏡 EBUS-TBNA の光景

異常な気管支鏡検査所見

　異常所見については、形態として広がり・性状・内腔変化（狭窄・隆起・陥凹、白苔・壊死）、層別分類として上皮・上皮下血管所見、縦走・輪状ひだ、軟骨輪の所見を確認します。

　腫瘍による閉塞部の直接所見もみられます[7]。BALF は、色調・細胞分画・CD4／CD8 などを解析し病態を判定します。図5 に間質性肺炎による肺胞出血の症例の画像を提示します。

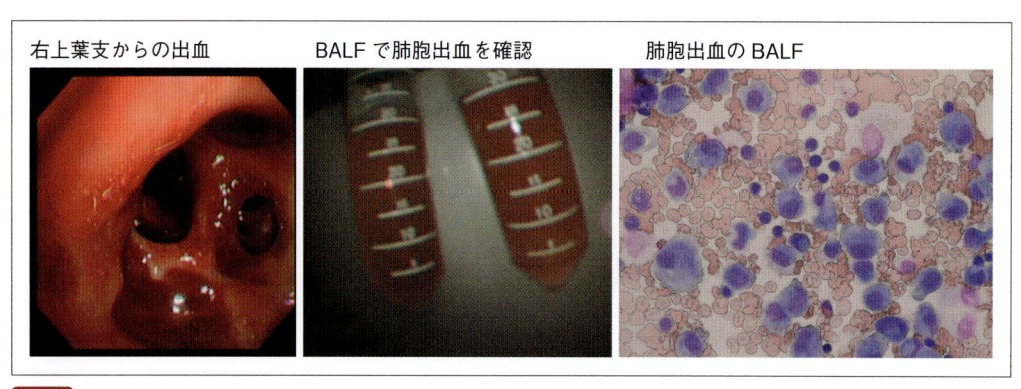

図5 肉眼でみる肺胞出血と BALF でみる肺胞出血

ナースは気管支鏡検査の何を押さえるべきか／映像を見て何を評価するか／どのようにケアに活かすか

　気管支鏡検査の際のケアは、①患者の呼吸状態を改善するための処置であるのか、あるいは②緊急に病態を精査し治療方針を決定していく緊急性のあるものなのか、あるいは③精査後にいずれ手術・放射線療法・化学療法を施行するための重要なステップであるものなのか、といった「病態と時間軸の全体をとらえたケア」を行う必要があります。

　気管支鏡検査はリスクも高く、病変到達困難症例も多く、安全対策・診断能向上を目指し、医師３名、看護師２名、診療放射線技師・細胞検査士などのチーム医療で施行します。気管支鏡手技自体の有害事象としては、①低酸素血症、②心疾患合併、③不整脈（洞性頻脈と心房性または心室性期外収縮）、④出血などが重大です[2, 8]。呼吸心拍監視、経皮的動脈血酸素飽和度（SPO_2）モニター、酸素投与を施行しバイタルサインの悪化に対応します（図3）。それだけのリスクのある検査をした患者のケアになるので、検査前の同意書記載にある、留意される気管支鏡の合併症が起きてこないか観察をしっかり行い対処していくことが重要です。中程度以上の鎮静状態になる検査なので、検査後も十分なフォローが必要です。また、縦隔リンパ節穿刺で、検査後の縦隔炎の可能性のある検査や、腫瘍直視下生検や、インターベンションなど、術後の出血や気道浮腫など懸念される処置もあります（図4、6）。どのような検査がされたか、把握してケアにあたりましょう（図7）。

　気管支鏡検査後の観察のポイントとしては、①検査後の咳嗽・発熱はしばしば起き得ることですが、②鎮静・静脈麻酔遷延による呼吸抑制・CO_2ナルコーシス、③安静解除後の誤嚥や転

Part.4

気管支鏡

肺がん直接所見の直視下生検

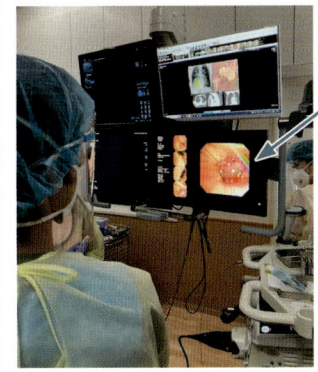

右下葉支腫瘍
（扁平上皮がん）
無気肺になっている

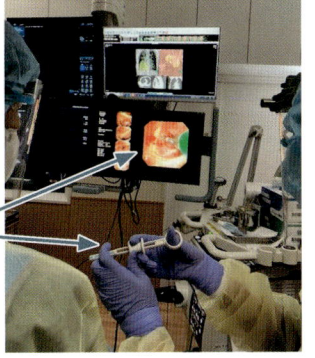

直視下の大鉗子生検
→後出血に注意！！

APC による気道閉塞解除

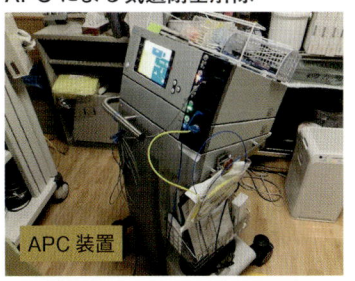

APC 装置

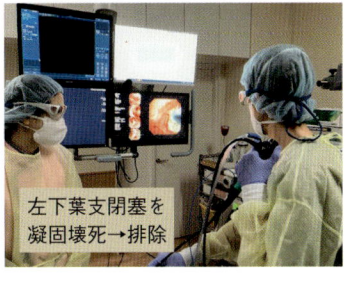

左下葉支閉塞を
凝固壊死→排除

図6 肺腫瘍・APC の光景
APC：argon plasma coagulation（アルゴンプラズマ凝固法）

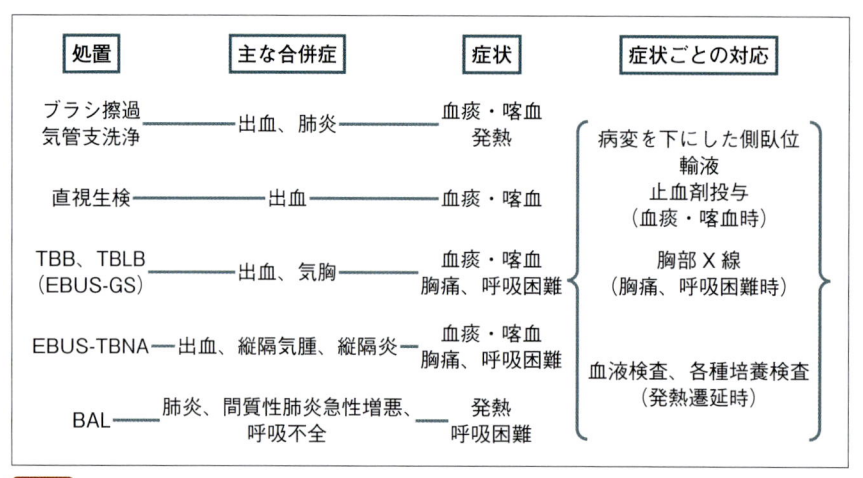

図7 検査中の処置による対応の違い（文献9より転載）
TBB：transbronchial biopsy（経気管支生検）、TBLB：transbronchial lung biopsy（経気管支肺生検）

倒、④肺生検・腫瘍生検後の出血、⑤BAL後の、急性呼吸促迫症候群（acute respiratory distress syndrome；ARDS）や肺炎、間質性肺炎急性増悪、⑥気胸の発症（検査後1時間以降が多い）など、多面的にケアをする必要があります。気管支鏡検査の医師所見、生検X線透視画像、気管支内腔画像も参照し、どのような検査が行われたか確認し、内視鏡検査看護部から、気管支鏡検査術中のバイタルサインの変化（血圧、脈拍、酸素投与量、患者の鎮静状態、鎮静薬の量、リバースの量）などの引き継ぎを受けてケアにあたってください。

■どのようにケアに活かすか

　気管支鏡検査によって、急性期治療としてステロイド、抗菌薬や抗真菌薬、抗酸菌症治療薬が使用されるのか、また病理検査がある場合は、肺がんのがん腫（肺がんの分類と特徴）・病期の判断・進行速度予測、遺伝子変異や免疫チェックポイント発現の有無などの結果に注目し、病態を把握しながらケアをしてください。病態に応じて治療薬が変わってきます。例えば、間質性肺炎や急性過敏性肺炎でステロイド治療が開始されれば、ステロイドの有害事象〔高血糖・糖尿病、せん妄、消化性潰瘍、骨粗鬆症、日和見感染症（ニューモシスチス肺炎・アスペルギルス症など）〕に十分注意してケアにあたらなければなりません。

■痰の除去について

　排痰障害のある病態、誤嚥、また、気管支喘息や慢性閉塞性肺疾患（chronic obstructive pulmonary disease；COPD）増悪による排痰障害などがある場合、挿管・人工呼吸、非侵襲的陽圧換気（NPPV）などを施行することが考慮されますが、挿管人工呼吸をしつつ、またNPPVをしつつも、気管支鏡検査を施行するポートがあるので、吸痰やBALの施行が可能です。当院では内視鏡看護師を緊急で呼び出して対応するとともに、ポータブル気管支鏡（図8）をハイケアユニット（HCU）に配置し、緊急気管支鏡検査に対応しています。

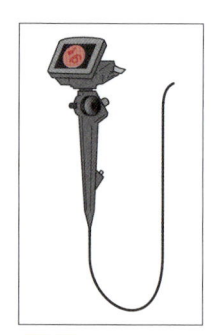

図8 ポータブル気管支鏡

エキスパートのエピソード

検査時の急変にも対応できる体制を

かなり昔ですが、他医師のオーダーで気管支鏡検査が指示されている患者に、外勤で気管支鏡検査を担当しました。鎮静は、常勤医にてペチジン塩酸塩が皮下注され調整困難でした。気管支鏡検査の開始前に、患者が高炭酸ガス性昏睡になり呼吸抑制を起こしたため、中止したケースがありました。Ⅰ型呼吸不全があり肺腫瘍の増大により、気管支鏡検査施行日までにⅡ型呼吸不全が出現し増悪していた模様です。その経験もあり、現在は、当院では、術前に患者の血液ガスチェックを必須としています。また過鎮静にならないよう細心の注意を払っています[10]。

また、難治性気胸の患者に気管チューブから気管支充填材（EWS）を3カ所に挿入している際、終盤の3カ所目で、上室性頻拍が発生しバイタルサインが急に悪化し、終盤でしたが完遂して終了し、患者は元気に退院できたケースがあります。また、当院では幸い経験はありませんが、安全第一の手技で検査していても、肺腫瘍からの大出血、挿管という症例はどうしてもあるのが実情です。検査時には急変もあり得るので、救急カートを用意し、心肺蘇生、挿管、人工呼吸器装着などすぐに対応できるよう、職員一同、院内体制を構築しケアしてください。

気管支鏡 "これ！"ポイント

▶患者の鎮静・生検などリスクはありますが、患者の救命・人生を決めていく、決定的に重要な検査です！安心・安全に進むよう、全職員のチームで支えてください！

引用・参考文献

1) 三倉直ほか. "気管支鏡検査の適応と禁忌". 初めて握る人のための気管支鏡入門マニュアル. 改訂第2版. 東京, メジカルビュー社, 2021, 32.
2) 日本呼吸器内視鏡学会安全対策委員会編. 手引き書―呼吸器内視鏡診療を安全に行うために―. 第4版. 2017年10月改訂. https://www.jsre.org/uploads/files/medical/anzen_tebiki_4.pdf [2024. 10. 10]
3) 臼井優介. "経鼻気管支鏡". 出雲雄大ほか編. 呼吸器内視鏡実践マニュアル：呼吸器内視鏡を用いた診断と治療. 改訂新版. 東京, 医療科学社, 2021, 16.
4) 清嶋護行. "気道の解剖と正常気管支鏡所見". 日本呼吸器内視鏡学会編. 気管支鏡テキスト. 第3版. 東京, 医学書院, 2019, 81.
5) 前掲書4). "気管支鏡における病的所見, 所見のとらえ方". 102.
6) Ishida T, et al. Virtual bronchoscopic navigation combined with endobronchial ultrasound to diagnose small peripheral pulmonary lesions: a randomised trial. Thorax. 66 (12), 2011, 1072-7.
7) 栗本典昭ほか. "肺末梢病変に対するEBUS-GS法". 末梢病変を捉える気管支鏡"枝読み"術. 東京, 医学書院, 2021, 208.
8) 綾部貴典. 気管支鏡検査と安全対策（医療安全管理と臨床倫理の視点）. 第47回日本呼吸器内視鏡学会学術集会・第36回気管支鏡セミナー抄録集. 2024, 2-3.
9) 齊藤正美ほか. "検査終了後の管理". 前掲書1), 158.
10) 日本呼吸器内視鏡学会 気管支鏡診療における鎮静に関するガイドラインワーキンググループ. 呼吸器内視鏡診療における鎮静に関する安全指針. 2013. https://www.jsre.org/uploads/files/info/2401_shishin.pdf [2024. 9. 30]
11) 今林達哉. "ガイドシース併用気管支腔内超音波断層法（EBUS-GS）". 前掲書3), 73.

江田清一郎／村山恒峻／金山理紗

⑲ 喀痰検査

❶ 検査の目的
- ・肺炎の原因微生物検索
- ・抗酸菌症（結核、非結核性抗酸菌症）の診断

❷ 検査のタイミング
- ・肺炎と診断され、治療を開始する前
- ・抗酸菌症（結核、非結核性抗酸菌症）を疑ったとき

表1 おもな微生物学的検査とその特性

	塗抹検査	培養検査	抗原検出検査	遺伝子検査
長所	・簡便で迅速 ・さまざまな情報が得られる	・薬剤感受性がわかる	・簡便で迅速 ・訓練が不要	・感度と特異度が高い
短所	・感度が低い ・菌種の同定はできない ・熟練を要する	・時間がかかる	・一部の菌種に限られる	・高価 ・特定の機器が必要

🔴 喀痰とは

　喀痰とは、下気道で過剰に産生された分泌物が、口腔内を経て体外に排出されたものの総称です[1]。喀痰を過剰産生する呼吸器疾患は多岐にわたり、疾患により喀痰の性状が異なります。粘液性の痰は、気管支炎、慢性閉塞性肺疾患（chronic obstructive pulmonary disease：COPD）、気管支喘息などで多く、膿性痰の多くは細菌感染症を示唆します。肺水腫（うっ血性心不全）ではピンク色の泡沫状漿液性痰となるのが有名です。赤色や黒褐色の場合は、血液成分が含まれていると考えます。臭いも参考になることがあり、悪臭は嫌気性菌の感染を示唆します。

🔴 喀痰の取り方

　喀痰の喀出・採取時は、咳を伴うため飛沫による感染のリスクがあります。個室などでほかの患者から空間的に隔離することが望ましく、さらに、結核が疑われる場合は陰圧個室で採取します。喀痰はその喀出過程において口腔内で汚染されやすいため、採取前にうがいなどで口腔内を清潔にします。そして、深呼吸をして咳払いとともに喀痰を出し、唾液や鼻汁が混入しないように滅菌済み容器に採取します。検体採取後は速やかに検査室に提出することが望ましいですが、直ちに検査ができない場合は冷蔵保存します。

　喀痰が自然喀出で得られない場合は、誘発喀痰を検討します。一般的な方法は、3〜5%の高張食塩水を 50mL 程度用意し、超音波式ネブライザーを用いて 15 分間もしくは痰が出るまで吸入させるものです。気管支喘息など気道過敏性を有する患者は気道収縮が誘発される可能性もあるため、あらかじめ短時間作用性 β_2 刺激薬の吸入を先に行っておきます。

　患者が意識障害などにより喀痰の自己喀出が困難な場合、吸引チューブを気管内に挿入して侵襲的採取を検討します。その場合は必要な個人防護具（マスク、手袋、ゴーグル、エプロンなど）を着用して短時間で行います。

喀痰検査の種類

　喀痰検査には微生物学的検査や細胞診検査があります。さらに、微生物学的検査には塗抹検査、培養検査、抗原検出検査、遺伝子検査などがあります。呼吸器感染症の原因微生物検索では、塗抹検査と培養検査を行うことが基本です。しかし、微生物の種類により有用な検査法が異なるため、症例ごとに実施する検査を検討する必要があります[2, 3]。

ポイント／エビデンス

微生物学的検査に適した喀痰採取の重要性

微生物学的検査の精度は喀痰検体の質に影響されるため、できるだけ良質の喀痰を採取する努力をすべきです。喀痰の肉眼的評価として代表的なものの一つに Miller & Jones 分類[4]があります（表2）。膿性部分の多い P1〜P3 の喀痰が微生物学的検査に適しています。膿性痰がまったくない M1 の喀痰は検体としては不適切で、検査に提出するべきではありません。血性痰も検査に適さないことがあり、polymerase chain reaction（PCR）検査では血液成分が反応を阻害して偽陰性となることがあります。

表2 Miller & Jones 分類

分類	喀痰の肉眼的性状
M1	唾液、完全な粘性痰
M2	粘性痰だが少量の膿性痰が含まれる
P1	膿性痰が 1/3 以下
P2	膿性痰が 1/3〜2/3
P3	膿性痰が 2/3 以上

塗抹検査

　一般細菌を観察するための塗抹検査として、グラム染色が行われます。グラム染色は、肺炎球菌、インフルエンザ桿菌、モラクセラ・カタラーリス、黄色ブドウ球菌、クレブシエラ、緑膿菌など、市中肺炎の原因微生物の多くを形態や染色性から推定することができる検査です

（図1）。そして、簡便で迅速性があるため、初期治療の抗菌薬選択に役立てることができます[5]。ただし熟練を要する検査であり、実施者によって結果の精度が左右されやすいです。また、非定型病原体（肺炎マイコプラズマ、肺炎クラミジア、レジオネラ・ニューモフィラなど）はグラム染色では染色されません。

　抗酸菌（結核菌や非結核性抗酸菌）を疑う場合は、抗酸菌塗抹検査を行います。抗酸菌症の初期検査では3日連続の塗抹および培養検査（通称 "3連痰"）を実施することが通常です。これは、検査の回数を増やすに従って陽性率が上がるが、4回目以降は頭打ちになるからです。抗酸菌塗抹検査には、蛍光染色とZiehl-Neelsen染色があります。蛍光染色の方が感度は高いためスクリーニング検査には適していますが、抗酸菌以外でも陽性になることがあります。蛍光染色陽性となった場合は、Ziehl-Neelsen染色でも確認が必要です。塗抹検査で結核菌と非結核性抗酸菌の区別は不可能です。また塗抹検査は肺結核の排菌量を評価できるため、感染対策としても重要です。従来はガフキー号数で表示されていましたが、現在は（−）〜（3＋）の分類に変更されています（表3）。肺結核を疑う場合は空気感染予防策を行いますが、3回喀痰を採取（8〜24時間間隔で喀痰を採取し、少なくとも1回は早朝起床時の喀痰を採取）して塗抹検査を行い、陰性であれば肺結核の可能性は否定できないものの、感染性は十分低いと判断して空気感染予防策を解除できます。

■培養検査

　一般細菌を対象とした培養および同定検査は、肺炎の原因微生物診断のゴールドスタンダー

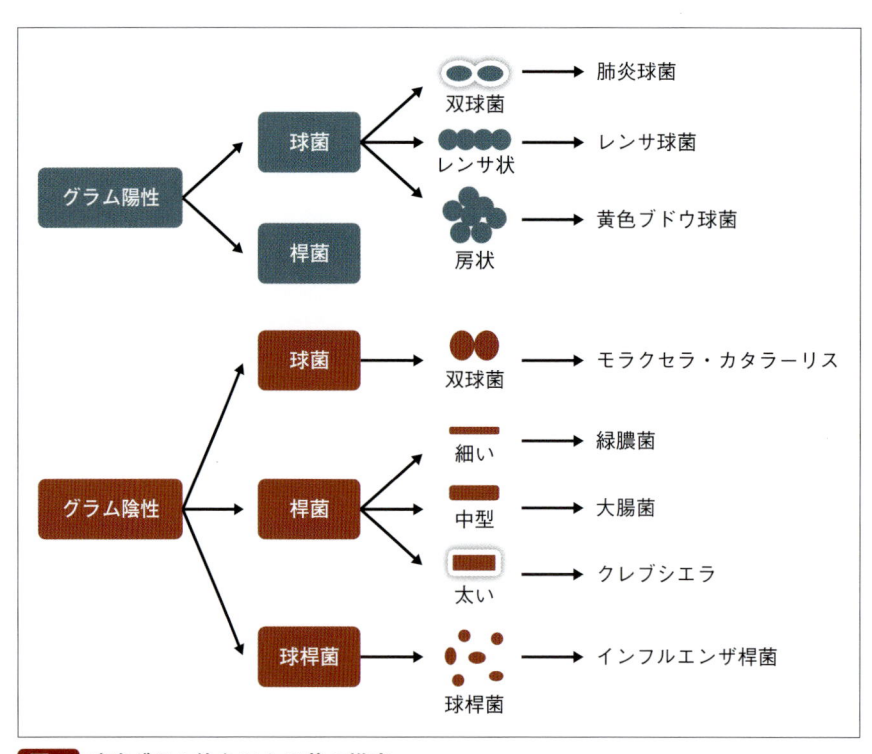

図1 喀痰グラム染色による菌の推定

表3 抗酸菌塗抹染色の記載法

記載法	蛍光法 (200 倍)	Ziehl-Neelsen 法 (1,000 倍)	備考 (ガフキー号数)
−	0/30 視野	0/300 視野	G0
±	1〜2/30 視野	1〜2/300 視野	G1
1 +	1〜19/10 視野	1〜9/100 視野	G2
2 +	≧ 20/10 視野	≧ 10/100 視野	G5
3 +	≧ 100/1 視野	≧ 10/1 視野	G9

ドです。菌の分離・同定まで数日を要しますが、引き続き薬剤感受性検査を実施することで、その菌の各薬剤への耐性の有無も確認することができます。ただし、培養検査結果の解釈には注意を要します。どんなに注意をして喀痰を採取しても、気道中の常在菌による汚染は起こり得るからです。よって、培養検査結果だけでの原因微生物診断は困難であり、臨床経過や塗抹所見などを含めて総合的に判断する必要があります。

　レジオネラや肺炎マイコプラズマなどは通常の培地では発育しないので、それぞれ特殊な培地を使用します。検査をオーダーする際は、臨床医が疑う原因微生物を検査室に伝えることが重要です。また嫌気性菌を検出するためには嫌気ポーターに検体を採取して嫌気培養を行いますが、喀痰の嫌気培養は口腔内の嫌気性菌を検出してしまうため推奨されません。

　抗酸菌培養には、固形培地の小川培地法と液体培地の mycobacteria growth indicator tube (MGIT) 法があります。小川培地法は3〜8週間を要するのに対して、MGIT 法は短期間の1〜4週間で結果が得られます。一方で、小川培地法はコロニーの形態評価や菌量の定量化、抗酸菌混合培養が可能です。抗酸菌症の初期検査では、小川培地法と MGIT 法を併用することが推奨されています。培養検査陽性であれば、引き続き同定検査を実施し菌種の同定を行い、さらに薬剤感受性検査を実施します。結核菌と非結核性抗酸菌では実施する感受性検査が異なることに注意します。

■抗原検出検査

　抗原検出による微生物学的検査は、尿や鼻腔・鼻咽頭ぬぐい液を検体とするものがほとんどです。肺炎球菌の抗原検出法は、尿を検体とする尿中抗原検出キットだけでなく、喀痰を検体とする喀痰抗原検出キットも市販されています。喀痰抗原は尿中抗原より肺炎発症早期の感度が高く、また早期の治療効果を反映する可能性が報告されています。

■遺伝子検査

　遺伝子検査には PCR 法や loop-mediated isothermal amplification (LAMP) 法があり、感度や迅速性に優れた検査法です。

　PCR 法は、抗酸菌症の診断において広く用いられています。抗酸菌塗抹検査陽性の場合、早急に結核菌か非結核性抗酸菌かの鑑別が必要であり、迅速に結果が出る PCR 法が有用です。

結核菌以外に、非結核性抗酸菌の *Mycobacterium avium* complex（MAC）の検出も可能です。また、ニューモシスチス肺炎の診断において *Pneumocystis jirovecii* を検出する PCR 法が行われることがありますが、保険適用外です。

　LAMP 法は、市中肺炎の原因微生物である肺炎マイコプラズマおよびレジオネラ・ニューモフィラが疑われた場合に保険適用があります。これらの微生物は通常の塗抹検査や培養検査で検出されないため、疑った場合は検査を検討します。

■ 細胞診検査

　細胞診検査は病理検査の一種で、顕微鏡を用いてその形態から細胞の良悪性の判定などを行う検査です。肺がん症例における喀痰細胞診の検出感度は低いですが、非侵襲的で簡便に行えるためスクリーニング法として用いられています。主に肺がん検診において、ハイリスク群〔50 歳以上で喫煙指数（1 日の喫煙本数×喫煙年数）が 600 以上〕を対象として行われています[6]。喀痰の採取法には、1 つの容器に 3 日分の喀痰をためて採取する方法（蓄痰法）と、1 日ごとに喀痰をとって 3 日連続して採取する方法（連続法）があります。

■ 好酸球検査

　喀痰中の好酸球比率は好酸球性気道炎症の指標となり、気管支喘息の診断やコントロール状態評価、COPD のステロイド反応性予測などに有用です[7]。

エキスパートのエピソード

グラム "陰性" の肺炎球菌？

図 2 は、肺炎患者の喀痰を検体としてグラム染色による塗抹検査を行った際の鏡検所見です。視野内に上皮細胞はなく、多核好中球が多数あり、検査に適すると評価されます。菌はほぼ単一のグラム陽性双球菌で、周囲が莢膜により白く抜けており、典型的な肺炎球菌の所見です。

図 3 もグラム染色でみられた肺炎球菌ですが、形態は莢膜を伴った双球菌であるものの、赤く染まっておりグラム陰性です。これは、喀痰が抗菌薬投与後に採取されたためです。抗菌薬投与により肺炎球菌の細胞壁合成が阻害され、グラム陰性に染色されたものと思われます。

このように、抗菌薬が投与された後に採取された喀痰では検査の診断制度が落ちてしまうため、できるだけ抗菌薬投与前に採取することが望ましいです。

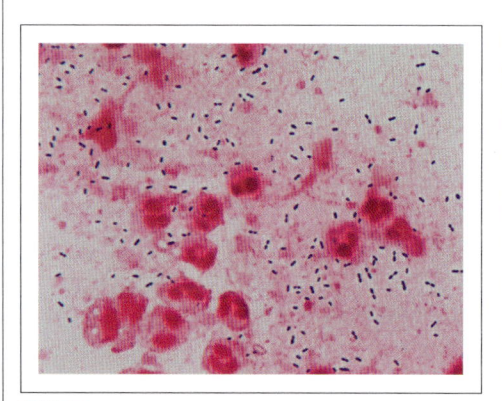

図 2 肺炎球菌のグラム染色像

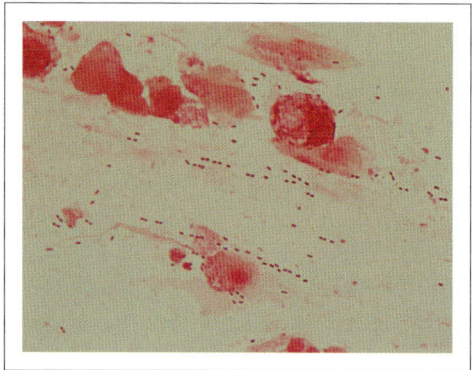

図 3 肺炎球菌のグラム染色像（抗菌薬投与後）

喀痰検査 "これ!" ポイント

- ▶ 肺炎と診断されたら、抗菌薬が投与される前に喀痰を採取してグラム染色および培養検査を行いましょう。
- ▶ 抗酸菌症（結核、非結核性抗酸菌症）を疑う場合は、3日連続で喀痰を採取して抗酸菌塗抹および培養検査を行う。
- ▶ 患者が痰を出せなくても諦めない。誘発喀痰、気管内吸引などの手段を使って喀痰を採取する努力しましょう。
- ▶ 喀痰を採取したら肉眼的評価を行いましょう。膿性部分が多い良質な喀痰を微生物学的検査に提出することが、原因微生物の診断精度向上につながります。
- ▶ 培養検査結果の解釈には注意が必要です。臨床経過や塗抹所見など含めて総合的に判断しましょう。

引用・参考文献

1) 日本呼吸器学会 咳嗽・喀痰の診療ガイドライン 2019 作成委員会編. 咳嗽・喀痰の診療ガイドライン 2019. 東京, メディカルレビュー社, 2019, 170p.
2) 日本呼吸器学会成人肺炎診療ガイドライン 2024 作成委員会編. 成人肺炎診療ガイドライン 2024. 東京, メディカルレビュー社, 2024, 236p.
3) 日本結核・非結核性抗酸菌症学会編. 抗酸菌検査ガイド 2020. 東京, 南江堂, 2020, 130p.
4) Miller DL. A STUDY OF TECHNIQUES FOR THE EXAMINATION OF SPUTUM IN A FIELD SURVEY OF CHRONIC BRONCHITIS. Am Rev Respir Dis. 88, 1963, 473-83.
5) Fukuyama, H. et al. Validation of sputum Gram stain for treatment of community-acquired pneumonia and healthcare-associated pneumonia: a prospective observational study. BMC Infect Dis. 14, 2014, 534.
6) 日本肺癌学会編. 肺癌診療ガイドラインー悪性胸膜中皮腫・胸腺腫瘍含むー 2022 年版. 第7版. 東京, 金原出版, 2022, 584p.
7) 日本呼吸器学会 喘息と COPD のオーバーラップ（Asthma and COPD Overlap：ACO）診断と治療の手引き第2版作成委員会編. 喘息と COPD のオーバーラップ（Asthma and COPD Overlap：ACO）診断と治療の手引き. 第2版. 東京, メディカルレビュー社, 2023, 150p.

福山 一

Part.4

喀痰検査

20 嚥下機能評価（誤嚥性肺炎を評価する）

1 検査の目的

嚥下内視鏡検査（videoendoscopic examination of swallowing；VE）や嚥下造影検査（videofluoroscopic examination of swallowing；VF）の目的は、下記のとおりです。

・摂食嚥下に関わる器官の機能的・器質的異常の評価。

・食事形態・体位・摂取方法などの調整。

・効果的な摂食嚥下方法の確認。

・患者・家族・スタッフの教育的指導。

2 検査のタイミング

・ケアの工夫を行っても誤嚥や咽頭残留を疑うとき。

・摂食嚥下機能の低下や誤嚥徴候を認めるとき。

・食事形態や食事姿勢の調整が必要なとき。

3 検査のポイント

VE では声帯の動きなど咽頭・喉頭の観察が直接可能ですが、嚥下の瞬間が観察できないため誤嚥を見落とす可能性があります。

VF ではバリウムなどを嚥下するため誤嚥の検出が正確にできますが、透視化で行うため被曝のリスクがあります。

　呼吸器疾患を有する患者は誤嚥性肺炎による疾患増悪の危険性が考えられ、誤嚥性肺炎の予防がより大切です。また、禁食期間が長引くと摂食嚥下機能の低下や死亡率の増加に関与しているといわれており [1]、早期の経口摂取再開は重要な課題となります。

　誤嚥性肺炎を予防するには、安全な食事形態、姿勢、食具などの調整が必要になり、フィジカルアセスメント・問診、スクリーニングテスト、嚥下機能検査などによる総合的な判断が重要となります。

● 嚥下内視鏡検査（VE）と嚥下造影検査（VF）

　嚥下機能検査には、VE と VF がよく行われています。どちらの検査も誤嚥や咽頭残留を疑う場合に、耳鼻咽喉科やリハビリテーション科などの医師や歯科医師により実施されています。これらの検査は、摂食嚥下に関わる器質的・機能的異常を評価するとともに、飲食しながら具

体的に食事形態や摂食姿勢などの調整を行うことも目的に含んでいます。

VE は、経鼻的に鼻咽腔ファイバースコープを挿入し観察を行う検査です。声帯の動きを直接観察できるため、経口挿管抜管後の気息性嗄声などに対して声門閉鎖を確認することも可能です。しかし、VE は嚥下反射が生じた瞬間に咽頭が収縮することによるホワイトアウトが生じるため、誤嚥を見落とす可能性は否定できないというデメリットがあります。

VF は造影剤を添加した水分や食物を用い、飲食しながらその様子を X 線透視装置によって観察する検査です。口腔から食道までの観察が可能ですが、被曝があるため頻回な観察が困難であるというデメリットがあります。

情報収集と身体的検査

摂食嚥下障害を有する患者を早期に発見するため、高齢者、脳卒中や神経筋疾患、口腔・咽頭・食道の疾患、誤嚥性肺炎の既往、向精神薬や鎮咳薬の使用、低栄養状態など、摂食嚥下機能低下を招きやすい背景の情報収集がまず大切になります。誤嚥徴候には、むせ、発熱や炎症反応データの上昇、呼吸状態の変化、痰の増加、吸引が必要になるなどの状態があります。むせは誤嚥徴候として大切な症状ですが、不顕性誤嚥を呈している場合も多いため、むせ以外の誤嚥徴候にも気づく必要があります。

また、看護師は身体的診査やスクリーニングテストを用い摂食嚥下のケアに関する計画を立案する役割を担っています。「看護のための摂食嚥下時の誤嚥・咽頭残留アセスメントに関する診療ガイドライン」では、摂食嚥下障害が疑われる患者に対しての摂食嚥下ケア選択のアルゴリズム（図 1)[2] が示されています。身体的診査においては、問診・視診・聴診・打診を用いた系統的なアセスメントが含まれ、口腔環境や、歯や義歯の適合、舌などの口腔周囲筋の動き、声の質などを観察します。問診では、摂食嚥下障害のスクリーニングを行うことができる聖隷式嚥下質問票や EAT-10（図 2)[3] などの質問票がよく用いられています。EAT-10 は摂食嚥下障害に関する自覚症状についての 10 項目の質問で構成されており、合計点が 3 点以上あれば摂食嚥下障害の疑いありと判断できる簡易な質問票になっています。

スクリーニングテスト

反復唾液嚥下テスト（Repetitive Saliva Swallowing Test；RSST）、改訂水飲みテスト（Modified Water Swallowing Test；MWST）（図 3)[4]、フードテスト（Food Test；FT）（図 4)[4]、頸部聴診法などが摂食嚥下障害のスクリーニングテストとしてよく用いられています。

RSST は被検者の喉頭隆起と舌骨に人差し指と中指の指腹を当て、30 秒間に何回嚥下ができるかを測定します。3 回 /30 秒未満であれば摂食嚥下障害のリスクありと判定します。唾液嚥下が可能な状態であれば実施可能であり、食物を用いないため比較的安全なスクリーニングテストです。これら一つのスクリーニングテストで摂食嚥下障害と判断されても、もう一つの

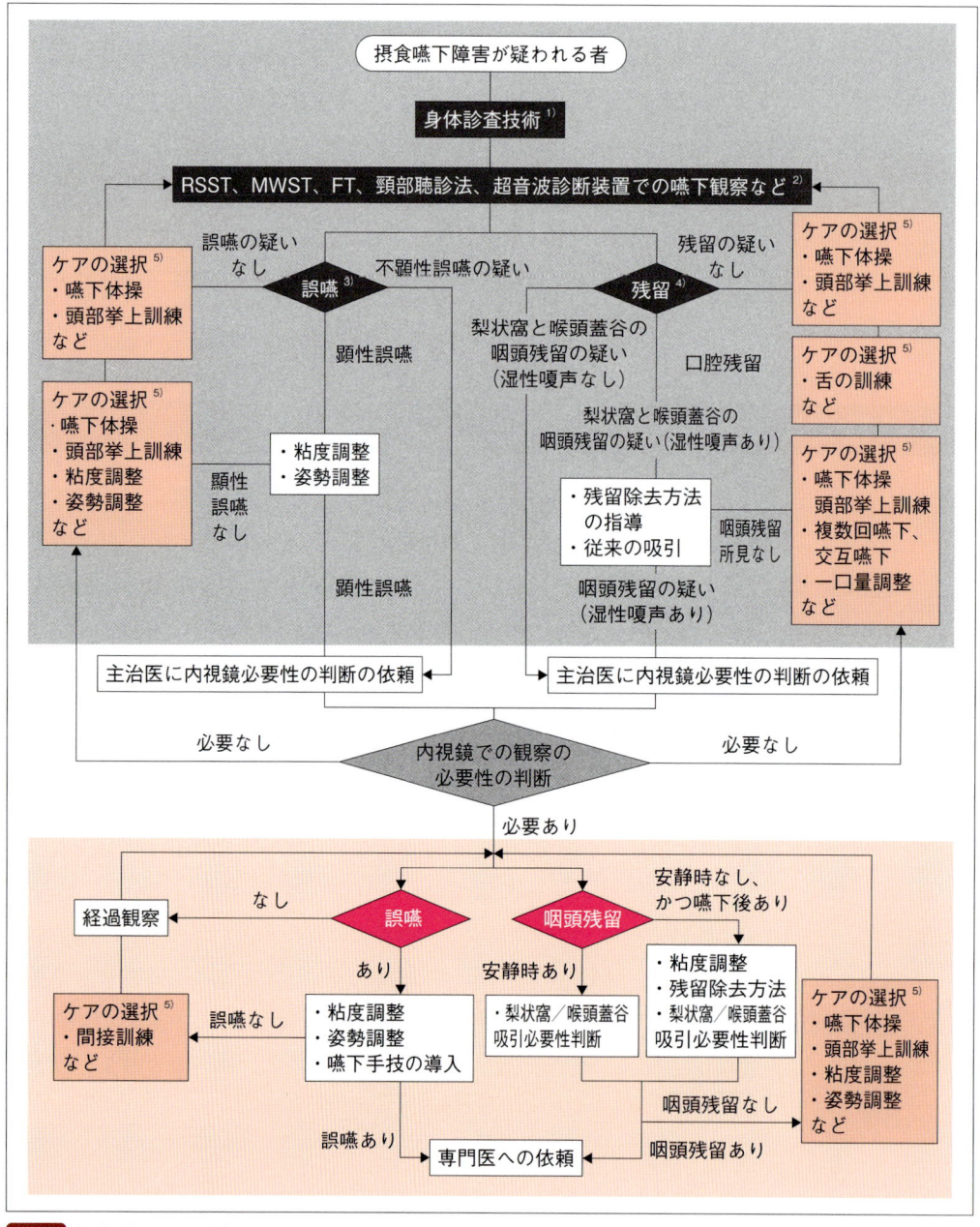

図1 摂食嚥下ケア選択のアルゴリズム

1)：問診・視診・聴診・触診・打診を用いた系統的なアセスメントを指す。The Toronto Bedside Swallowing Screening Test（TOR-BSST）、The Mann Assessment of Swallowing Ability（MASA）は一般的にスクリーニングテストとして位置づけられるが、本ガイドラインでは身体診査技術を用いた系統的なアセスメントとして位置づける。

2)：反復唾液嚥下テスト（RSST）、改訂水飲みテスト（MWST）、フードテスト（FT）、頸部聴診法、超音波診断装置による観察は、本ガイドラインではスクリーニングテストとして位置づける。

3)：RSST、MWST、FT、頸部聴診法または超音波診断装置で確認する。

4)：MWST、FT、頸部聴診法または超音波診断装置で確認。ただしFTは口腔残留のみの観察とする。

5)：口腔ケアと栄養管理は全てのケアの選択に共通して含める。

「看護ケア開発・標準化委員会編：看護ケアのための摂食嚥下時の誤嚥・咽頭残留アセスメントに関する診療ガイドライン（公益社団法人日本看護科学学会監），p.32，2021，南江堂」より許諾を得て転載.

氏名：　　　　　　　性別：　　　年齢：　　　　日付：　年　　月　　日

目的

EAT-10 は、嚥下の機能を測るためのものです。
気になる症状や治療についてはかかりつけ医にご相談ください。

A. 指示

各質問で、あてはまる点数を四角の中に記入してください。
問い：以下の問題について、あなたはどの程度経験されていますか？

質問 1：飲み込みの問題が原因で、体重が減少した
0＝問題なし
1
2
3
4＝ひどく問題

質問 6：飲み込むことが苦痛だ
0＝問題なし
1
2
3
4＝ひどく問題

質問 2：飲み込みの問題が外食に行くための障害になっている
0＝問題なし
1
2
3
4＝ひどく問題

質問 7：食べる喜びが飲み込みによって影響を受けている
0＝問題なし
1
2
3
4＝ひどく問題

質問 3：液体を飲み込む時に、余分な努力が必要だ
0＝問題なし
1
2
3
4＝ひどく問題

質問 8：飲み込む時に食べ物がのどに引っかかる
0＝問題なし
1
2
3
4＝ひどく問題

質問 4：固形物を飲み込む時に、余分な努力が必要だ
0＝問題なし
1
2
3
4＝ひどく問題

質問 9：食べる時に咳が出る
0＝問題なし
1
2
3
4＝ひどく問題

質問 5：錠剤を飲み込む時に、余分な努力が必要だ
0＝問題なし
1
2
3
4＝ひどく問題

質問 10：飲み込むことはストレスが多い
0＝問題なし
1
2
3
4＝ひどく問題

B. 採点

上記の点数を足して、合計点数を四角の中に記入してください。　　　　合計点数（最大 40 点）

C. 次にすべきこと

EAT-10 の合計点数が 3 点以上の場合、嚥下の効率や安全性について専門医に相談することをお勧めします。

図2 嚥下スクリーニングツール：EAT-10（イートテン）（文献 3 より転載）

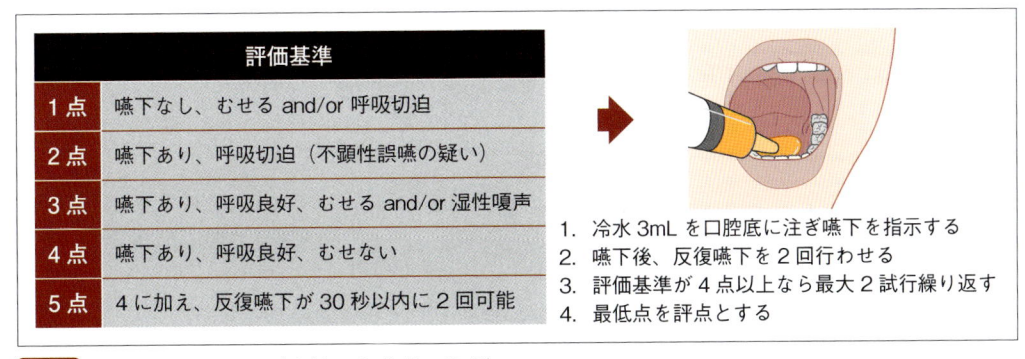

評価基準	
1 点	嚥下なし、むせる and/or 呼吸切迫
2 点	嚥下あり、呼吸切迫（不顕性誤嚥の疑い）
3 点	嚥下あり、呼吸良好、むせる and/or 湿性嗄声
4 点	嚥下あり、呼吸良好、むせない
5 点	4 に加え、反復嚥下が 30 秒以内に 2 回可能

1. 冷水 3mL を口腔底に注ぎ嚥下を指示する
2. 嚥下後、反復嚥下を 2 回行わせる
3. 評価基準が 4 点以上なら最大 2 試行繰り返す
4. 最低点を評点とする

図3 改訂水飲みテスト（文献 4 を参考に作成）

評価基準	
1点	嚥下なし、むせる and/or 呼吸切迫
2点	嚥下あり、呼吸切迫（不顕性誤嚥の疑い）
3点	嚥下あり、呼吸良好、むせる and/or 湿性嗄声、口腔内残留中等度
4点	嚥下あり、呼吸良好、むせない、口腔内残留ほぼなし
5点	4に加え、反復嚥下が 30 秒以内に 2 回可能

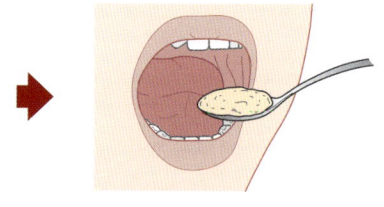

1. 嚥下訓練用のゼリー約 4g を舌背前部に置き嚥下を指示する
2. 嚥下後、反復嚥下を 2 回行わせる
3. 評価基準が 4 点以上なら最大 2 試行繰り返す
4. 最低点を評点とする

図4 フードテスト（文献 4 を参考に作成）

スクリーニングテストでは摂食嚥下障害と判断されないこともあり、臨床では、スクリーニングテストを組み合わせて摂食嚥下障害を総合的に判断しています。また、認知症を有する方などではこれらのスクリーニングテストの実施が困難な場合があります。そのような場合は、少量の水分や食物を自然なかたちで飲食してもらい、**嚥下反射惹起**や**喉頭挙上**の様子、声の質（**湿性嗄声や気息性嗄声**）、呼吸数、呼吸様式、表情、顔色などの変化を観察し判断することもあります。

ポイント／エビデンス

超音波診断装置について

超音波診断装置を用いると、低侵襲に喉頭蓋や梨状陥凹での咽頭残留の評価が可能になります。超音波診断装置は小型化されているため（図5）、持ち運びしやすいという特徴があり、在宅分野においても用いられ始めています。摂食嚥下に関してはリニア型のプローブを使用し観察します。超音波診断装置を用いて舌骨の動きを観察した研究では、誤嚥の検出感度は 0.84、特異度は 0.81 であると報告されおり[5]、エビデンスが認められつつあります。超音波診断装置を導入するにはある程度のコストが生じるという難点がありますが、点滴ルート確保などほかの用途で使用することも可能であるため、今後多くの施設で看護師がアセスメントに使用できる機器として導入が期待されています。超音波診断装置はスクリーニングのよい指標として今後さらに発展すると考えます。

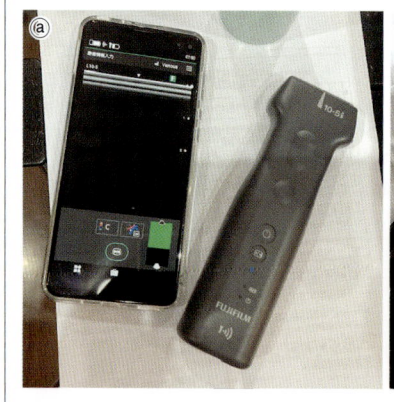
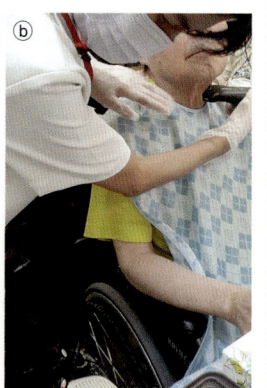

図5 超音波診断装置（ⓐ）と検査の様子（ⓑ）

「しんどいから早く食べてしまいたい」

Aさんは肺がんの治療のため入院されていました。RSST 6回/min、MWST 5点、FT 5点とスクリーニングテストでは摂食嚥下障害は疑われていません。そのため常食が提供されていました。しかし食事摂取量が3割程度と少なく、体重減少を認めていました。口腔内を観察したところ、白色の付着物が歯や義歯に多く付着しており、口腔カンジダ症を疑う所見を認めていました。また食事摂取スピードが速すぎて、数口の摂取で呼吸数が増え努力様の呼吸を認めている状態でした。摂食嚥下機能が低下してくると口腔環境の悪化により、口腔カンジダ症を呈しやすくなり、口腔カンジダ症は進行すると味覚異常が現れやすくなります。また、呼吸状態が安定していない患者の場合、早食いと咀嚼が呼吸困難の要因となることもあります。Aさんの場合「しんどいから早く食べてしまいたい」という状況がさらに早食いにさせており、少量の摂取で「しんどくてもう食べられない」といった状況になっていたと考えられました。Aさんのように呼吸器疾患患者では、摂食嚥下機能に問題を呈していてもスクリーニングテストでは摂食嚥下障害を認めないことがときにあり、注意が必要です。Aさんは口腔ケアを徹底しながら、歯ぐきで噛める硬さの食事形態に変更すると共に、食事時の姿勢を調整することによりほぼ全量摂取が可能となりました。

嚥下機能検査 "これ!" ポイント

▶ 既往や誤嚥徴候についての情報は、摂食嚥下障害を発見するヒントになります。

▶ 低栄養や口腔環境の悪化は、摂食嚥下機能低下の現れである場合があります。

▶ VE、VFは誤嚥を判断するだけでなく、食事形態・姿勢・食具などを調整する機会となります。

▶ 身体的検査、スクリーニングテスト、誤嚥徴候、VE、VFなどより総合的に判断することが大切です。

引用・参考文献

1) Maeda, K. et al. Tentative nil per os leads to poor outcomes in older adults with aspiration pneumonia. Clin Nutr. 35 (5), 2016, 1147-52.
2) 看護ケア開発・標準化委員会編. 看護ケアのための摂食嚥下時の誤嚥・咽頭残留アセスメントに関する診療ガイドライン. 公益社団法人日本看護科学学会監. 東京, 南江堂, 2021, 32.
3) 農林水産省. 嚥下スクリーニングツール EAT-10（イートテン）. https://cdn.shopify.com/s/files/1/0605/9520/8378/files/NHS_EAT-10.pdf?v=1679973725 [2024. 9. 18]
4) 前掲書2), 35.
5) Lee, YS. et al. Usefulness of Submental Ultrasonographic Evaluation for Dysphagia Patients. Ann Rehabil Med. 40 (2), 2016, 197-205.

西 依見子

Part.4

嚥下機能評価（誤嚥性肺炎を評価する）

㉑ 終夜睡眠ポリグラフ検査（PSG）

1 検査の目的

　終夜睡眠ポリグラフ検査（polysomnography；PSG）とは、一晩睡眠中に多くの生体情報を同時記録することにより睡眠障害を判定する検査で、多くが睡眠時無呼吸症候群（sleep apnea syndrome；SAS）の診断のために行われています。SASにおいては検査のゴールドスタンダードとなる検査であり、重症度の判定と治療方針の決定、また一般に多くみられる閉塞性睡眠時無呼吸（obstructive sleep apnea；OSA）と心不全患者などでみられる中枢性睡眠時無呼吸（central sleep apnea；CSA）の鑑別も行うことができます。また、慢性呼吸不全や神経筋疾患における睡眠呼吸障害を判定するために行われることもあります。そのほか周期性四肢運動障害やナルコレプシーなどの睡眠障害の診断にも用いられますが、本稿ではSASにおけるPSG検査を中心に述べます。

2 検査のタイミング

　SASを疑うような日中の眠気やひどいいびき、無呼吸などの患者において、わが国ではまず検査施設外睡眠検査（out of center sleep test；OCST）（いわゆる簡易睡眠モニターや終夜パルスオキシメーター）をスクリーニング的に行い、SASを疑う場合にPSG検査を考慮します。その際、症状や心血管系の合併症の有無を考慮することが重要です[1]。PSG検査により確定診断、重症度の判定、治療についての選択、そのほかの睡眠異常の鑑別などが最終診断されます。また、持続気道陽圧（CPAP）治療の導入時にCPAP装着下にPSG検査を行うことによりCPAP圧を決定し（タイトレーション）、無呼吸低呼吸が適切に解除され、睡眠構築異常が改善しているかなどを確認します。一晩の前半を診断に、後半をCPAPタイトレーションを行うsplit-night検査にあてる施設もあります。また、治療効果の判定や効果不良時の他疾患の合併の有無の判定などにもPSG検査を行います。

● 検査の概要

　モニタリング項目について脳波、眼球運動図、頤筋電図、口鼻気流、胸腹部運動、オキシメーター、心電図が必須項目で、そのほか、気管音、前脛骨筋筋電図、体位などが同時に測定されることが通常です（図1）。

　脳波、眼球運動図、頤筋電図により、睡眠段階を判定します。呼吸モニターとしては口鼻気流、気管音、胸腹部運動、オキシメーターがあり、最終的に口鼻気流の停止をもって無呼吸を

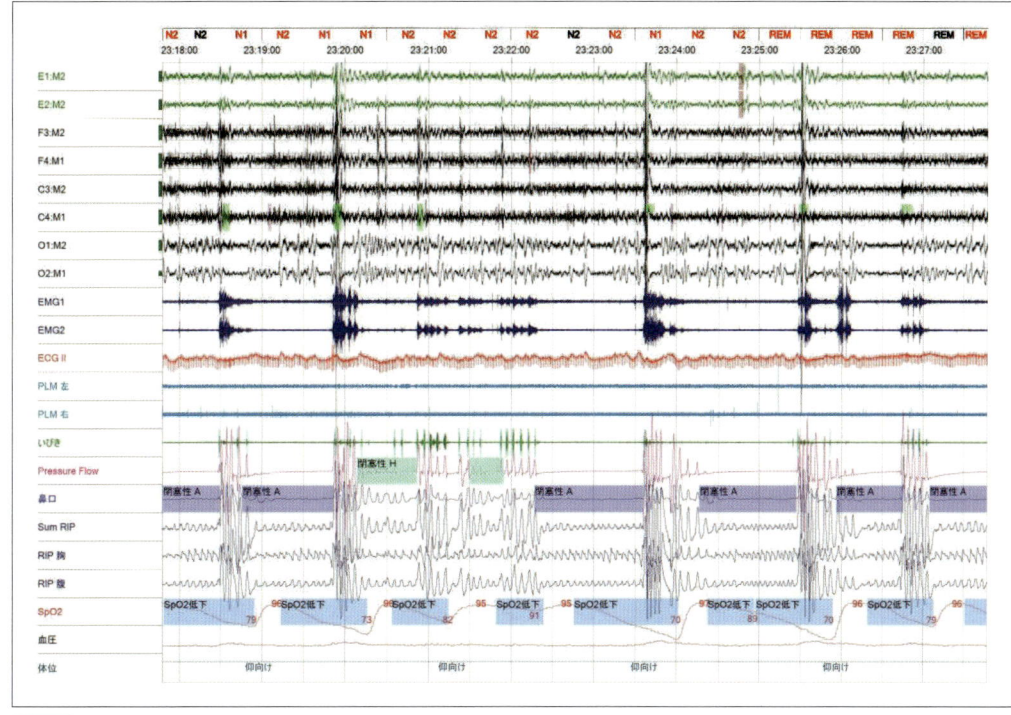

図1 PSG（自験例）
閉塞性無呼吸と閉塞性低呼吸を呈しており、それぞれ覚醒反応を伴い終了している。

判定します。胸腹部運動の有無により閉塞性、中枢性を判定します。同時に体位による変化を判定します。前脛骨筋筋電図により周期性四肢運動を判定します。

　米国睡眠医学会（AASM）においては、専用の検査室において専門の技師が終夜常時監視するものを Type1 とされ（アテンド PSG といわれる）ゴールドルドスタンダードとされますが[2]、専門の設備と多大な人件費、専門教育などを要するため、限られた施設で行われているのが現状です。同じ脳波を含む 7ch 測定であっても常時監視をしない場合は Type2 とされ、多くの施設で入院にて行われていると思われます。わが国の保険診療においては Type1 において必要な患者に対して施設基準を満たした施設でのみ安全管理加算が算定でき、Type2 との区別がされています[2, 3]（**表1**）。

検査の判定

　PSG の結果みられた呼吸イベント〔無呼吸、低呼吸、呼吸努力関連覚醒反応（respiratory effort related arousal；RERA）、中枢性無呼吸、チェーンストークス呼吸〕などは AASM のマニュアルに準じて判定します。睡眠障害国際分類第 3 版（ICSD-3）[4] においては、PSG 検査において 1 時間に 5 回以上の無呼吸低呼吸を認め、傾眠などの症状がある、あるいは併存疾患がある場合、あるいは 15 回以上の無呼吸・低呼吸を認める場合に、SAS と診断されます。

表 1 OSA を評価する検査方法の分類（文献 2 をもとに作成）

Type1	Type2	Type3	Type4
標準 PSG	携帯 PSG	簡易モニター	パルスオキシメーター
7ch 以上	7ch 以上	4ch 以上	1〜2ch
脳波 眼電図 顎筋電図 心電図 気流 呼吸努力 酸素飽和度	脳波 眼電図 顎筋電図 心電図 気流 呼吸努力 酸素飽和度	心電図 気流 呼吸努力 酸素飽和度	酸素飽和度
監視下	非監視下	非監視下	非監視下

　睡眠段階については、30秒ごとに睡眠段階〔stageW（覚醒）、stage N1、stageN2、stageN3、stageR（REM）〕および覚醒反応につき判定します。脳波、眼球運動図、筋電図により NREM と REM 期を判定します。一般に REM は明け方に多く、OSA が最も悪化する睡眠段階です。現状では自動解析では不正確であり、専門の技師がマニュアル解析を行います。無呼吸、低呼吸に伴う覚醒反応や無呼吸低呼吸に至らないが、増大した呼吸努力に伴う覚醒反応（RERA）などを検出します。呼吸イベントについては口鼻センサーでの気流が 90％以上低下した状態が 10 秒以上持続したものを無呼吸とし、30％以上の低下が 10 秒以上持続かつ酸素飽和度が 3％以上低下、あるいは覚醒反応を伴うものを低呼吸と定義します。無呼吸の型としては、閉塞性、中枢性、混合性に分類されます。閉塞性無呼吸および低呼吸では胸腹部運動でみる呼吸努力が持続していることが特徴で、典型的には胸壁と腹部の奇異運動が認められます（図 2）。これに対して中枢性無呼吸では呼吸努力が認められないことが特徴で、1 イベント内で最初が中枢性で後に呼吸努力が出現するものを混合性としていますが、機序的には閉塞性イベントと考えます。脳波上の睡眠時間当たりの無呼吸 + 低呼吸数を Apnea Hypopnea Index（AHI）とします。ちなみに簡易モニターにおいては分母が総検査時間となり、この場合は Respiratory Event Index（REI）とされます[1]。

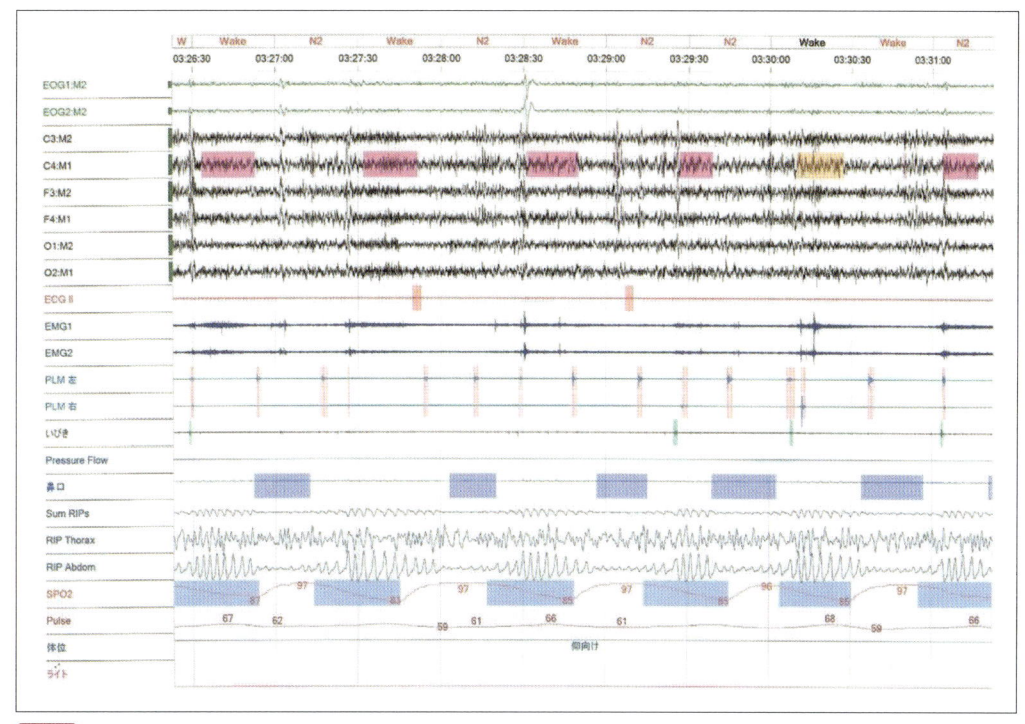

図2 NPPV 装着下の PSG（自験例）

NPPV 装着下であり、胸壁運動と SpO₂ および覚醒反応から閉塞性無呼吸と判定した。

NPPV：非侵襲的陽圧換気、SpO₂：経皮的動脈血酸素飽和度

Part.4

終夜睡眠ポリグラフ検査（PSG）

ポイント／エビデンス

簡易検査じゃだめなの？

PSG 検査は一般に入院で行われることが多く、患者にとっても負担で、技師や看護師の観察など多くの医療資源を費やす検査であり、コストもかかります。対して簡易睡眠モニター（OCST）は装着も容易で患者自身が自宅で装着し、検査することができます。また連夜行うことも可能です。2014 年に発刊された ICSD-3 では、OCST でも OSA の診断は可能となりましたが、実際に重症例（REI ≧ 40）ではこの検査だけで確定診断が可能であり、保険上も PSG 検査を施行することなく、CPAP を導入することが認められています。

ではなぜ、PSG 検査が必要なのでしょうか。まず一般に用いられる簡易モニター〔Type3：口鼻気流あるいは末梢動脈波（PAT）、気管音、胸腹部運動、酸素飽和度〕では、PSG と違って脳波を測定しておらず、睡眠状態を把握できない点が挙げられます。そのため、覚醒反応による低呼吸判定が行えないことや検査時間全体が分母となるため簡易モニターの REI では過小評価してしまう可能性があります。また、先述した ICSD-Ⅲ においては、結果は睡眠専門技師がマニュアル解析を行い睡眠専門医が判定すべきであるとされますが、わが国では実際には行えていないという現状があります。こういったことから OCST は、合併症のない中等症以上の症例に行うことと考えられており、REI ≧ 40 では PSG を行わずに CPAP の導入が可能となっています。一方 20 < REI < 40 では、必ず CPAP 導入にあたっては PSG 検査が必要とされています。また、患者の日中の眠気が強いにもかかわらず、簡易検査結果が軽症であった場合や心肺疾患やほかの睡眠疾患が考慮される場合などは、必ず PSG 検査を行う必要があります[4]。

ただ、緊急性のある場合や飲酒の有無による違いなどを検討するときなど簡易検査の方が優れて

いる点もあり、PSG 検査と組み合わせて評価することが必要です。また、近年は WatchPAT® のように PAT の動脈圧波形により睡眠段階や体位まで測定可能なものもあります。簡便な Type4（パルスオキシメーター）の OCST と同時にアクチグラフなど活動量計と睡眠日誌で客観的睡眠時間を測定し、3%ODI（Oxygen Desaturation Index）を補正して疫学研究を行った報告もあります[5]。

エキスパートのエピソード

在宅における NPPV、CPAP 使用中の効果不良例

Ⅱ型慢性呼吸不全を呈した慢性呼吸器疾患においては、在宅非侵襲的陽圧換気（NPPV）療法が行われています。70 代の肺結核後遺症の男性で、1 年半前から NPPV を導入、以前は増悪入院を繰り返していましたが、その後は入院することもなく経過していました。ある時「最近、アラームがよく鳴るし日中倦怠感がある」との訴えがあり、ログデータをチェックすると夜間 NPPV 中の換気量が不規則に鋸歯状に変動していました。マスクリークは特にはありませんでした。入院の上、NPPV 施行下で、PSG 検査を行いました。その結果、NPPV 中にもかかわらず微小覚醒反応を伴う閉塞性睡眠時無呼吸症候群（obstructive sleep apnea syndrome；OSAS）の併発を認めました（AHI = 66）。NPPV の呼気圧（EPAP）を 4 から 6cmH$_2$O まで上昇させるように変更したところ、3%ODI で 3.8/h と改善、換気量も安定し、日中の症状も改善しました。

このように NPPV や CPAP を在宅で使用中の効果不良例などでは、積極的に PSG 検査を行うべきと考えます。

PSG 検査 "これ！" ポイント

► PSG 検査は OSAS をはじめとする睡眠呼吸異常におけるゴールドスタンダードです。

► OCST（簡易検査）は過小評価しやすく、マニュアル解析して使用すべきです。合併症のない中等症以上の OSAS を疑う場合適応がありますが、症状や合併症がある場合は PSG 検査を考慮すべきです。

► PSG 検査は CPAP タイトレーションや治療効果の判定のために施行されることもあります。

引用・参考文献

1) 日本睡眠学会編. 臨床睡眠検査マニュアル. 改訂版. 東京, ライフ・サイエンス, 2015, 96-101.
2) Collop, NA. et al. Clinical guidelines for the use of unattended portable monitors in the diagnosis of obstructive sleep apnea in adult patients. Portable Monitoring Task Force of the American Academy of Sleep Medicine. J Clin Sleep Med. 3(7), 2007, 737-47.
3) 厚生労働省. 令和 4 年度診療報酬改定. 診療報酬点数. D237 終夜睡眠ポリグラフィー.
4) Michael, JS. et al. International classification of sleep disorders-third edition: highlights and modifications. Chest. 146(5), 2014, 1387-94.
5) Javaheri, S. et al. Sleep Apnea: Types, Mechanisms, and Clinical Cardiovascular Consequences. J Am Coll Cardiol. 69(7), 2017, 841-58.
6) Matsumoto, T. et al. Impact of sleep characteristics and obesity on diabetes and hypertension across genders and menopausal status: the Nagahama study. Sleep. 41(7), 2018.

北 英夫

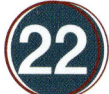 呼吸にまつわる最新の検査たち

はじめに

　医療技術は日進月歩で発展し、進化し続けていますが、呼吸数の評価としては今なお目視によるマニュアルカウントが基本です。そのため実臨床で連続的に測定される機会が少ないのが現状です。そこで本稿ではまず初めに、現時点で、実臨床で使用されている目視を含めた呼吸数の測定方法について概説し、近年登場し、将来医療応用も期待される連続的に呼吸数を評価できる接触センサーであるウェアラブルデバイスや非接触センサーであるミリ波レーダーやシート状センサーを紹介します。ただし本稿で紹介する検査機器は、世の中に存在するごく一部であり、現時点では医療機器としては認可されていない機器が主体となっており、精度管理に関して不透明な部分もあるため取り扱いには注意が必要あり、今後エビデンスの蓄積が期待されます。

呼吸数の測定方法

■目視による測定

　ベッドサイドなどで1分間測定する方法で、最も信頼度が高い測定法です。簡易的に30秒間測定し2倍する、15秒間測定し4倍するなどの方法も用いられます。

■胸郭インピーダンス法

　心電図モニターと併用するかたちで胸郭インピーダンスの変化で呼吸数を測定する方法です。心電図の電極を貼る位置を一定で正確にしなければ正しい呼吸数の測定ができず、呼吸とは関係のない体動も感知するので、正確性にかける場合があり注意が必要です。

■カプノグラム

　吸気・呼気で変化する炭酸ガス濃度の波形です。呼吸数の測定としては目視による測定と並び最も正確です。

■脈波測定

　呼吸が脈波に影響を与える現象を利用して、パルスオキシメーターの脈波から呼吸数を算出します。体動や心房細動などの不整脈の影響を受けるので、正確性にかける場合があり注意が必要です。

ウェアラブルデバイス

　以下 6 つのデバイスを紹介します。いずれもわが国では医療機器としては認可されていませんが、AeviceMD はクラスⅡの医療機器として米国 FDA の認可を受けています。残念ながら以下のデバイスの呼吸検知能の精度評価に関する文献は検索しましたが、見つかりませんでした。睡眠指標の精度検証の際にしばしば用いられ、医療機器として認可されているアクティウォッチ（Philips 社）は 2022 年 12 月末以降販売中止となっています。

■ Apple Watch（Apple 社、カリフォルニア、米国）（図 1）

　シリーズにもよりますが、加速度センサーや光学式心拍センサーを用いて歩数や消費カロリーに加えて、心電図、心拍数、睡眠ステージ、経皮的動脈血酸素飽和度（SpO_2）、睡眠中の呼吸数、皮膚温といったさまざまな生体情報が測定可能です。心拍数は光電式容積脈波記録法を用いて測定されます。Perez らは、419,297 人の参加者を対象に Apple Watch を用いて無症候性心房細動の検出を試みる大規模な検討を行い、2,161 人（0.52％）に不規則な脈が検出され、その内 450 人に長時間心電図を行った結果 34％で心房細動が確認されたと報告しました[1]。後述の Oura リングと同様に睡眠指標に関するデータも豊富であり[2~4]、Walch らは終夜睡眠ポリグラフ（polysomnography；PSG）検査を用いた精度検証を行い、睡眠／覚醒判定の感度は 93％、特異度は 59.6％、κ 係数は 0.449 であり、ノンレム睡眠判定の精度は 65.1％、レム睡眠判定の精度は 65％であったと報告しました[2]。SpO_2 に関しては、Arslan らは慢性閉塞性肺疾患の増悪をきたした患者 167 人を対象に、動脈血液ガス分析を用いて精度検証を行い、Apple Watch で測定された SpO_2 と動脈血液ガス分析から得られた動脈血酸素飽和度（SaO_2）の間の級内相関係数は 0.94 であったが、呼吸数と Apple Watch による SpO_2 測定回数の間にはピアソンの相関係数は 0.75 と強い相関関係が認められ、頻呼吸患者には測定時に注意が必要であると結論付けていました[5]。

■ Oura リング（Oura Health 社、オウル、フィンランド）（図 2）

　Apple Watch と同様に加速度センサーや光学式心拍センサーを用いて心拍数、体表面温度、睡眠時間、睡眠段階、消費カロリー、移動距離、歩数、呼吸数といったさまざまな生体情報が測定可能です。心拍数は光電式容積脈波記録法を用いて測定されます。睡眠指標に関するデータが豊富であり、PSG 検査を用いた精度検証や Apple Watch を含めたほかのデバイスとの比

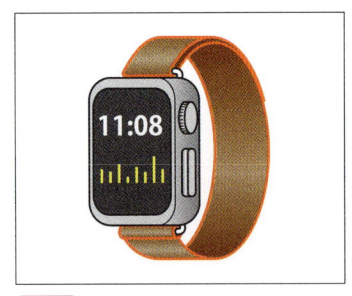

図 1　Apple Watch

較がこれまでに行われています[3, 4, 6]。Svensson らは、PSG 検査を用いて精度検証を行い、睡眠判定の感度は 94.5%、特異度は 73%、κ 係数は 0.83 であり、浅睡眠判定の感度は 76.7%、特異度は 74.4%、κ 係数は 0.51、深睡眠判定の感度は 64%、特異度は 93.7%、κ 係数は 0.77、レム睡眠判定の感度は 72.6%、特異度は 94.9%、κ 係数は 0.81 であったと報告しました[6]。また心拍数や心拍変動に関する研究もいくつか行われており、Cao らは心電図計を用いて精度検証を行い、夜間における心拍数や心拍変動の一つの指標である root mean square of successive differences（RMSSD；連続する心拍間隔の差の平方根の平均を表す指標で、副交感神経活動に関連しており、心拍変動のリズムや変動のパターンを評価するのに使用される）のピアソンの相関係数はそれぞれ 0.993、0.915 であったと報告しました[7]。

　Oura リングと同様に指輪タイプのウェアラブルデバイスとして、わが国からも SOXAI RING 1（SOXAI 社）が発売されています。SOXAI RING 1 は、睡眠時間、心拍数、SpO_2、歩数、消費カロリー、皮膚温度などさまざまな生体情報を測定可能ですが、精度評価に関する文献は検索したが見つかりませんでした。

■ AeviceMD（Aevice Health 社、シンガポール）（図 3）

　コインサイズのウェアラブル聴診器（直径 3cm）です。安静時呼吸数、心拍数、喘鳴や咳の検出が可能です。喘鳴検出の精度に関しては、小児喘息患者を対象に前向き臨床研究が行われましたが（ClinicalTrials.gov ID：NCT05194436）、結果は不明です。また小児喘息患者を対象に同デバイスの有用性を検証する臨床研究（ClinicalTrials.gov ID：NCT06321471）が現在進行中です。

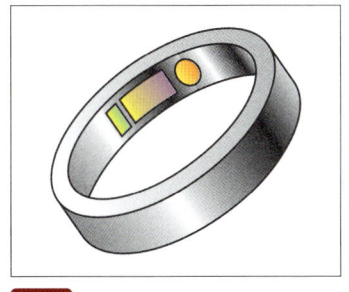

図2 Oura リングなどの指輪型デバイス

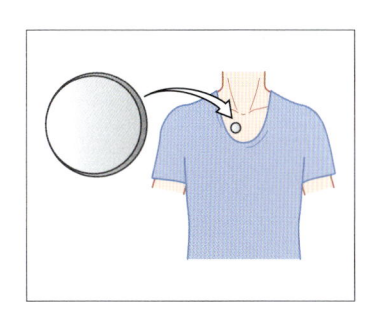

図3 AeviceMD

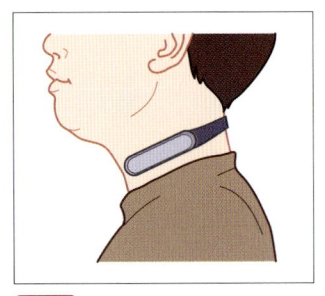
図4 Sleeim

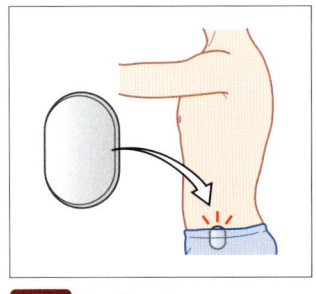
図5 ZenTracker

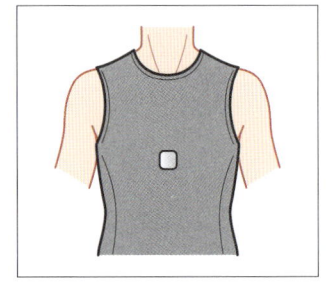
図6 COCOMI®

■ Sleeim（oneA 社、大阪、日本）（図4）

マイクを通して呼吸音をセンシングすることで、いびきや呼吸停止を検出し、振動により正常な呼吸に導く、いびき軽減デバイスですが、精度評価に関する文献は検索したが見つかりませんでした。

■ ZenTracker（コト社、京都、日本）（図5）

ウエストに挟む呼吸測定機器であり、長時間の連続モニタリングが可能です。1症例での精度検証結果が学会報告されていました。

■ COCOMI®（東洋紡 STC 社、大阪、日本）（図6）

伸張センサーを利用して、呼吸時の胸腹部周囲長変化を測定することで呼吸状態を測定することができますが、精度評価に関する文献は検索したが見つかりませんでした。

ミリ波レーダー

ミリ波は、波長が1〜10mm で、周波数が 30〜300GHz の電磁波で、光に近い性質をもち、直進性が非常に強く、レーダー、イメージング、高速通信（最新のスマートフォンなどの通信で用いられる 5G 技術など）、電波天文台などに利用されています。そしてミリ波レーダーは、対象物までの距離や水平角度などの位置情報、相対速度を高精度に検知可能なレーダーで、肺、胸郭、心臓の活動に伴う微細な皮膚の動きを計測することで、非接触下で呼吸や心拍といった生体信号をセンシングすることができます。またミリ波レーダーは、衣服や布団などがあっても透過することができ、複数人同時計測が可能なことも特徴です。

■ Somnofy（Vitalthings 社、トロンハイム、ノルウェー）（図7）

呼吸数、睡眠段階、体動といった生体情報に加えて、音、照度、気圧、空気質、温湿度といった周囲環境も測定可能です。呼吸数に関しては、Toften らは健常者 37 人を対象に respiratory inductance plethysmography を用いて精度検証を行い、84％で検知でき、平均絶対誤差は 0.18 回 /min であったと報告しました[8]。睡眠段階に関しては、Toften らは、健常者 102 人を対象に PSG 検査を用いて精度検証を行い、睡眠判定の感度は 97.0％、特異度は 72％であり、総睡眠時間や睡眠効率の級内相関係数は 0.94、0.84 と信頼性は高かったが、レム睡眠

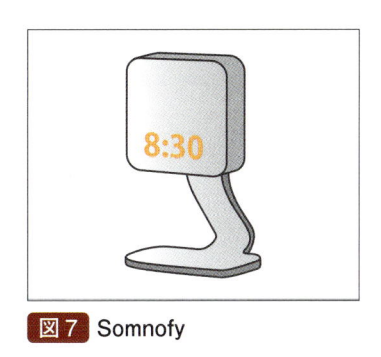
図7 Somnofy

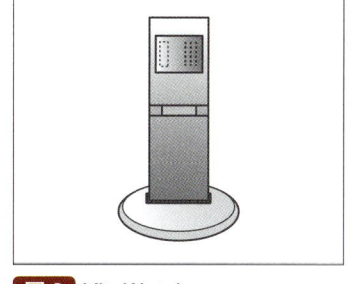
図8 VitaWatcher

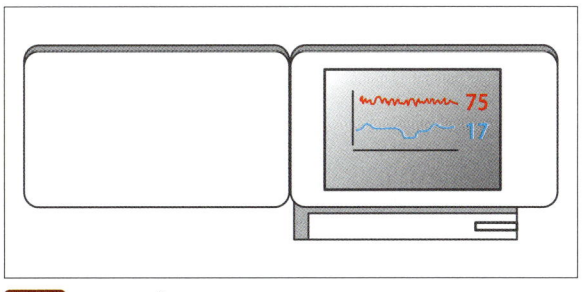
図9 miRadar®8 Handy

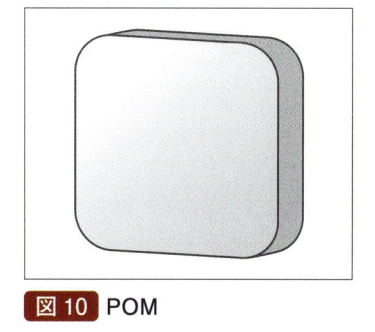
図10 POM

潜時、浅睡眠（ステージ N1／N2）、ステージ N3、レム睡眠の級内相関係数はそれぞれ 0.28、0.59、0.08、0.5 であり信頼性は低かったと報告しました[9]。

■ VitaWatcher（マリ社、京都、日本）（図8）

京都大学発のベンチャー企業であるマリ社が開発しましたが、現時点では技術評価・研究用途の使用となっています。京都大学工学部阪本研究室や京都大学呼吸管理睡眠制御学講座などと共同して、無呼吸／低呼吸の検出技術の開発などが行われています。

■ miRadar®8 Handy（サクラテック社、神奈川、日本）（図9）

心拍数、呼吸数、体動といった生体情報に加えて、対象者の距離や方位情報も同時に計測可能です。またペット（犬、猫）の心拍数や呼吸数も測定可能です。検出人数は 1 人以上です。精度評価に関する文献は検索したが見つかりませんでした。

■ POM（ソーネクスト社、東京、日本）（図10）

家庭用の高齢者見守りデバイスとして販売されており、ベッド上の時間、活動時間、睡眠時間、心拍数、呼吸数などの生体情報を測定可能です。精度評価に関する文献は検索したが見つかりませんでした。

■ シート状センサー

■眠り SCAN（パラマウントベッド社、東京、日本）

　体動を検出するためのセンサーであり、マットレスや敷布団の下に敷いて電源を入れるだけで使用できます。睡眠、呼吸数、心拍数などの生体情報を測定可能です。Nagatomo らは、11人の ICU 入室患者を対象に PSG 検査を用いて精度検証を行い、睡眠判定の感度は 90.1％、特異度は 38.7％であり、ステージ N2（Spearman's rank correlation coefficient = 0.727、p = 0.015）以外の睡眠パラメーターには相関関係は認められなかったと報告しました[10]。

引用・参考文献

1) Perez, MV. et al. Large-Scale Assessment of a Smartwatch to Identify Atrial Fibrillation. N Engl J Med. 381(20), 2019, 1909-17.
2) Walch, O. et al. Sleep stage prediction with raw acceleration and photoplethysmography heart rate data derived from a consumer wearable device. Sleep. 42(12), 2019, zsz180.
3) Lee, T. et al. Accuracy of 11 Wearable, Nearable, and Airable Consumer Sleep Trackers: Prospective Multicenter Validation Study. JMIR Mhealth Uhealth. 11, 2023, e50983.
4) Lujan, MR. et al. Past, Present, and Future of Multisensory Wearable Technology to Monitor Sleep and Circadian Rhythms. Front Digit Health. 3, 2021, 721919.
5) Arslan, B. et al. Accuracy of the Apple Watch in measuring oxygen saturation: comparison with pulse oximetry and ABG. Ir J Med Sci. 193(1), 2024, 477-83.
6) Svensson, T. et al. Validity and reliability of the Oura Ring Generation 3 (Gen3) with Oura sleep staging algorithm 2.0 (OSSA 2.0) when compared to multi-night ambulatory polysomnography: A validation study of 96 participants and 421,045 epochs. Sleep Med. 115, 2024, 251-63.
7) Cao, R. et al. Accuracy Assessment of Oura Ring Nocturnal Heart Rate and Heart Rate Variability in Comparison With Electrocardiography in Time and Frequency Domains: Comprehensive Analysis. J Med Internet Res. 24(1), 2022, e27487.
8) Toften, S. et al. Noncontact longitudinal respiratory rate measurements in healthy adults using radar-based sleep monitor (Somnofy): Validation Study. JMIR Biomed Eng. 7(2), 2022, e36618.
9) Toften, S. et al. Validation of sleep stage classification using non-contact radar technology and machine learning (Somnofy®). Sleep Med. 75, 2020, 54-61.
10) Nagatomo, K. et al. Validity of an under-mattress sensor for objective sleep measurement in critically ill patients: a prospective observational study. J Intensive Care. 8, 2020, 16.

濱田 哲

索引

●読者の皆様へ

この度は本増刊をご購読いただき、誠にありがとうございました。Respica編集室では、今後も皆様のお役に立つ増刊の刊行を目指してまいります。つきましては、本書に関する感想・ご提案等がございましたら当編集室までお寄せくださいますようお願い申し上げます。

みんなの呼吸器 Respica 2024 年冬季増刊（通巻 263 号）

まるごと学びなおし
呼吸の検査と評価　これ 1 冊！

2024 年 12 月 5 日発行

定価（本体 3,200 円＋税）

ISBN978-4-8404-8369-8

乱丁・落丁がありましたら、
お取り替えいたします。
無断転載を禁ず。
Printed and bound in Japan

- ■編　　著　　佐藤 晋／今戸美奈子
- ■発 行 人　　長谷川 翔
- ■編集担当　　小牧明子／木谷圭吾／上野峰史／鈴木陽子
- ■編集協力　　中垣内紗世／中倉香代
- ■装　　幀　　安楽麻衣子
- ■イラスト　　川本 満
- ■発 行 所　　株式会社メディカ出版
  〒 532-8588 大阪市淀川区宮原 3-4-30 ニッセイ新大阪ビル 16F
  【編　集】　TEL 06-6398-5048
  【お客様センター】TEL 0120-276-115
  【広告窓口／総広告代理店】株式会社メディカ・アド TEL 03-5776-1853
  【E-mail】　respcare@medica.co.jp
  【URL】　https://www.medica.co.jp/
- ■組　　版　　株式会社明昌堂
- ■印刷製本　　株式会社シナノ パブリッシング プレス

- ● 本誌に掲載する著作物の複製権・翻訳権・翻案権・上映権・譲渡権・公衆送信権（送信可能化権を含む）は株式会社メディカ出版が保有します。
- ● JCOPY <（社）出版者著作権管理機構 委託出版物>
  本書の無断複写は著作権法上での例外を除き禁じられています。複写される場合は、そのつど事前に、（社）出版者著作権管理機構（電話 03-5244-5088、FAX03-5244-5089、E-mail：info@jcopy.or.jp）の許諾を得てください。